本草验方心悟丛书

验方心悟

——五十年临证效验秘方实录

王绪前
编著

中国健康传媒集团
中国医药科技出版社

内 容 提 要

本书记载了作者在其近 50 年的临床经验基础上总结出来的 65 个经验方。这些处方实用性强，疗效显著。全书按照【方源】【组成】【方歌】【功效】【主治】【方解】【使用方法】【使用注意】【加减应用】【治疗体会】等栏目编写，均是作者反复临床实践，逐渐形成的个人经验体会。本书可供中医院校师生、临床医生阅读使用。

图书在版编目（CIP）数据

验方心悟：五十年临证效验秘方实录 / 王绪前编著 . — 北京：中国医药科技出版社，2022.2

（本草验方心悟丛书）

ISBN 978-7-5214-2787-5

Ⅰ . ①验… Ⅱ . ①王… Ⅲ . ①验方 – 汇编 Ⅳ . ① R289.5

中国版本图书馆 CIP 数据核字（2021）第 236443 号

美术编辑 陈君杞

版式设计 也 在

出版 **中国健康传媒集团** | 中国医药科技出版社

地址 北京市海淀区文慧园北路甲 22 号

邮编 100082

电话 发行：010-62227427 邮购：010-62236938

网址 www.cmstp.com

规格 880 × 1230mm 1/32

印张 5 1/8

字数 135 千字

版次 2022 年 2 月第 1 版

印次 2022 年 8 月第 2 次印刷

印刷 三河市万龙印装有限公司

经销 全国各地新华书店

书号 ISBN 978-7-5214-2787-5

定价 32.00 元

获取新书信息、投稿、为图书纠错，请扫码联系我们。

前言

吾崇尚岐黄，忝列中医门墙，白日登台授课，闲隙悬壶应诊，暮夜读书笔耕，研读医药典籍，尤重神农濒湖，战战兢兢，如履薄冰，深恐学不博而误人子弟，技不精而祸人性命，如此凡近五十春秋。博涉知病，多诊识脉，屡用达药。

时珍博学多才，余研读《本草纲目》，深感其发前人所未发，虽“上自坟典，下及传奇，凡有相关，靡不备采”，《本草纲目》阐发自己的观点、见解，对于药物的解说恰到好处。作为读者，深感读此书受益匪浅，乃有感于发，著成《本草验方心悟丛书》。

本草使用之历史源远流长，中医药文化亦是中华文化之瑰宝。神农尝百草，“乃始教民播种五谷，相土地宜，燥湿肥墝高下，尝百草之滋味，水泉之甘苦，令民知所辟就。当此之时，一日而遇七十毒。”辟，避开也，不用也，慎用也；就，可用也，常用也，应用也，即告诉人们有可用和无用之物，岁月迁移，认知日臻丰富，药材种类不断增加，药物功效代有发挥，本草著作时时间出，各家学说异彩纷呈。古人有“不为良相，当为良医”之志，是故悠悠千古，名医辈出，而生民赖以立命，羸弱得以延寿，中华民族昌盛。时至今日，西学东渐，文化巨变，中医式微。或羡西医之精细解剖，而蔑中医之脏腑功能；或畏医书之浩如烟海，而难静心以仔细搜求；或言古籍之艰涩难懂，而置案头却终生不读；或秘效方而师门相授，苟非至亲而绝不外传。千古中医，恐有绝学之虞；医界同道，当效杞人之忧。“将升岱岳，非径奚为？欲诣扶桑，无舟莫适。”(《重广补注黄帝内经素问序》)虽国家扶持，舆论倡导，然学不由径，出不由户，亦难入中医之门。中医之学，无非理法方药。岐黄之径，法当博采兼蓄。理法非吾所长，不敢妄论；方药略有所得，或能言之。故将毕生之经验效方、药物新知条分缕析，和盘托出，希冀开小径于书山，置苇舟于学海，添枝叶于杏林，增滴水于橘井。

中医药大学开设本草课，一直称谓《中药学》，实际上对于中药学的认识、理解、应用来看，命名为“中药学”并不妥，其容易和诸如中药炮制学、中药鉴定学、中药制剂学、中药化学、中药植物学等发生理解上的误会，现在将《中药学》称为《临床中药学》，乃因本门学科主要是从临床的角度来认知和探求药物作用特点的，是从怎样应用药物来论述其作用的，这是切合临床实际的。

吾执教临床中药学近50年，且教学与临床紧密结合，遍读古今本草，潜心研究多年，深知本草精华深邃，而又散见于诸家著述，苟非广征博览，精心研求，实难窥其全貌。乃搜罗百氏，融汇诸家，凡功效新异者，罗列条文，以备考究；持论争议者，验之临床，参以己见；文引典籍者，详明出处，便于查找；词述功效者，简洁文字，便于阅读。故是编也，乃著成此丛书。倘读者将药性烂熟于心，临证遣方用药，自能得心应手。

吾以为，著书立论，既要继承前人之理论与经验，汲取精华，阐明义理，又要阐发观点，拾遗补阙，以期创新，作出中肯的评述。既要有自己的认识、体验，更要有自己的独特见解。有感于此，吾乃结合多年的教学实践、临床用药体验，将本草按照自己的理解、体会、认识、领悟，结合临床，对临床中药学中常用中药有关理论、临床方面的问题，进行了一些归纳、总结，予以发微。鉴于此书篇幅所限，未能录进常用中药之全部。中药是中医用以防病、治病之利器，正确地应用药物指导临床，一直是人们探讨、研究的重点。吾自认为对于临床中药学在知识面方面有一定的深度和广度，在授课中意犹未尽，但又受到个人的知识面、学生的理解力、阅读的本草书籍限制，学术观点意见不一等诸多因素的影响，有些理论问题并没有完全搞清楚，至于结合临床则更是不能自圆其说。

本草学是一门理论与实践结合非常密切的学科，如果没有丰富的临床实践经验、体会，编书就会纸上谈兵，人云亦云，而如果只知开方用药，不能从理论上进行阐发，阅读本草就会如嚼鸡肋。只有理论实践结合，才能使本草发扬光大，永史流传。自古仁人精医道而救人水火，圣贤崇医术以冀脱离病患，然受风寒暑湿侵袭，喜怒忧思罹患，身恙在所难免。以本草祛除邪恶，用医术告别疾苦，皆人之所求，草木良毒各异，若悟其真谛，可远离病痛。明药性之变化，救性命之昏札，医药典籍，卷帙浩繁，博涉本草，广览书典，对于指导临床具有实在意义。本草是验方的基础，验方是治病的利器。吾将多年来临床总结的65个经验方集结成册，予以方名，便于读者临床应用。

吾著此丛书，亦希冀能弘扬岐黄之术，拓展临床用药思路。在对每一味药材或每一个验方介绍时，对每一个知识点，力求文字简洁、明了、清晰，以通俗的语言表述该药材或验方的特点，力避语言深奥艰涩。医虽小道而义精，工贱而任重，学问之道，半在读书，半在阅历。余长期从事中医临床，广览本草书籍，若有见地辄笔录之，日积月累，久之乃以成篇。事医者，医必知药，药为医用，通晓医药，方为上医，亦明医，明白之医也。勤能补拙，天道酬勤，知之为知之，不知为不知，故是书每释一药材或验方时，按照统一栏目编写，若引用文献，均详细注明出处，便于读者查找。以科学的态度介绍药物，涉及药材和验方方面的知识性、趣味性，又从可读性、实用性、普及性、科学性出发，兼顾学术性，文字尽量浅显。人之于世，做自己喜欢的事，将自己的临床经验传之于人，也是一种快乐，鉴于此，将毕生经验毫无保留昭示以造福于人，不留遗憾留痕迹，乃吾之愿也！

廊庙之材，盖非一木之枝也；粹白之裘，盖非一狐之皮也。吾教学偶有心得，临床或有体验，夜读时有新知，皆笔之于书，积久而成册，中医药书籍浩如烟海，吾所涉猎的书籍毕竟有限，对药物有一些肤浅的认识，有些纯属个人见解，所谓抛砖引玉也罢，百家争鸣也罢，良莠并存也罢，作为学术问题，有争议才有发展，有争议才有提高，故吾不揣浅陋，妄而著书，奈医药典籍，浩如烟海，管见一二，希冀弘扬神农时珍，然书山难窥全貌，学海无涯，企光大医药，舛讹之处在所难免，若不正之处，亦冀指正是幸。

编者

2021 年 10 月

编写说明

本丛书在编写过程中，紧密结合临床，为突出中医药文化、中药临床应用的特点，进行分条编写。

《本草心悟——五十年临证经验讲透中药》一书介绍临床常用中药，共载药315味。每一味药物按照下列栏目编写。

【本草认知】各种版本的中药学教材通常是将功效、应用笼统列举，再对药物的适应证进行笼统介绍。这不便于读者在临床上应用，不能很好地解释药物的特点，也不能表达临床用药的依据。本书将中药功效术语与适应病证连写，即一个功效对应一相应的适应证，这样更利于读者认知药物的特点、作用，更便于指导临床。

所谓解悟，《现代汉语词典》解释为“在认识上由不了解到了解”。《辞海》释为“领会、领悟”。针对临床中药学中的一些疑难、有争议的问题，书中有选择性地对于各味药物在使用当中的一些模糊问题，诸如来源、质量、配伍、剂量、禁忌、应用等进行了阐发，并将古今的一些不同认识予以概述。此部分内容文字简洁、明了，不拖泥带水，便于读者熟知。这些观点多是在授课中遇到的问题，或是学生难以掌握、不易理解的知识面，采用分条叙述。若带有争议则表明自己的意见，以其达到“解悟”之目的。为了说明问题，引用了古代一些文献，并进行了逐一查找。对于引用古代文献，有些中药书籍照搬古代文献，多以所谓"古籍摘录""文献摘要""备述""参考资料"等节录之，并不加任何解释，许多文献节录未注明出处，且转引而错误不少，使读者看了不明所以，如坠云中，有的甚至将一些糟粕当精华昭示于人。本书在引用古代文献时，阐明观点，详明出处，便于查找，希冀对读者有所帮助。

【药效比较】将常用中药以相须配伍的方法进行对比鉴别用药，这是临床中正确应用药物的一个很重要事项，本书将经常配伍在一起的药物在功效方面进行了比较，并区别其不同要点，以便于临床正确应用此药。

【用药体会】这一栏目主要介绍作者在临床上应用该药的体会，并发表自己的见解、认识、观点，结合个人经验、心得、意见、看法进行编写，有些带有争议性的问题也予以提示。

《验方心悟——五十年临证效验秘方实录》一书录有作者多年来的经验方65个，本书所收载之方子大部分散载于作者所编的其他诸书中，并予以方名，便于读者记忆、应用。这部分内容按照【方源】【组成】【方歌】【功效】【主治】【方解】【使用方法】【使用注意】【加减应用】【治疗体会】【病案举例】诸栏目编写。

患者由于受年龄、性别、体质、嗜好、环境诸多因素影响，接受中医药的体验并不一样，有人喜爱汤剂却病，有人习用丸剂图治，有人愿意膏剂调理，有人愿以酒剂享用，各随其便而用之。本书突出实用性、可操作性，所录皆为作者自己所用之经验方，有些经验方经过长期实践、修正，效果良好。

本丛书希冀使学者有所知，用者有所获，习者能受益。

编者

2021年10月

目录

【十三画】

【十四画以上】

事中医者，须以临床验之。何为临床？“病”乃象形字，最早的时候“病”仅有外面的“疒”，在甲骨文中像一张立着的床，表示人生病卧床的样子，左边的两点表示人身上滴下的血。后来，“疒”内加“丙”，“丙”成了声旁，变成了象形加形声字。所以医生为患者看病叫“临床”，是指患者躺在床上，医生来到患者床边为其诊病，即为临床。应用中药、食物，既能强身健体，若病之，则应临床治疗之。笔者从事中医教学、临床近五十年，积累了部分临床经验，努力探索将中医辨证论治的精髓结合于临床，为了让更多的人感受中医的魅力，用中医来保健强身，用中药来祛除疾病，多年从事中医药，反复临床实践，逐渐形成个人之经验体会。乃尽力录之，以造福芸芸众生。

一画

一二三四五六汤

【方源】本方为笔者多年来通过临床总结的一首经验方。原方载于《中药谚语集成》第 167 页,《食饮秘典：为您解困惑》第 49 页。

【组成】葶苈子 15g，陈皮 15g，法半夏 15g，茯苓 15g，莱菔子 15g，白芥子 15g，苏子 15g，炙麻黄 6~10g，杏仁 15g，党参 15g，白术 15g，炙甘草 6~10g。

【方歌】一二三四五六汤，葶苈二陈三拗上，三子养亲四君入，寒热虚实喘哮尝。

【功效】健脾化痰，止咳平喘。

【主治】各种咳喘病证，包括寒热虚实证。

【方解】本方由一味葶苈子、二陈汤、三子养亲汤、三拗汤、四君子汤、五味异功散、六君子汤组成，故名一二三四五六汤。

一二三四五六汤是笔者经过多年的临床总结的一张方子，方中葶苈子具有良好的泻肺平喘作用，用治咳喘痰多，乃治疗咳喘要药。陈皮、半夏燥湿化痰，为治疗湿痰证之咳嗽痰多要药，伍以茯苓，即含二陈汤方义，主治痰色白易咯，恶心呕吐，胸膈痞闷，肢体困重，或头眩心悸。莱菔子、白芥子、紫苏子（三子养亲汤）降气快膈，化痰消食，用于痰壅气滞证，咳嗽喘逆，痰多胸痞。若气逆痰滞咳喘，痰多可以加重白芥子剂量，咳嗽明显可以加重紫苏子剂量，若食滞者加重莱菔子剂量，白芥子、莱菔子一宣一降，肺气复常利于咳喘消停。麻黄、杏仁（三拗汤方义）宣畅肺气，止咳平喘。党参、白术、茯苓、甘草（四君子汤）健脾补气，以杜生痰之源。而四君子汤中加陈皮即五味异功散，再加半夏即为六君子汤。此方配伍有寒药（葶苈子），温药（麻黄），将寒、温性质不同的药物熔于一炉，协调阴阳；有补药治疗虚证（人参、白术），有泻药治疗实证（葶苈子），有止咳平喘药（麻黄、杏仁、葶苈子、莱菔子、苏子、甘草）治疗咳喘；痰是引发咳喘的诱因，有祛痰药（白芥子、莱菔子、陈皮、半夏、茯苓）除痰。诸药合用，兼顾寒热、虚实，补泻，止咳、平喘、化痰，基本可以不需要辨证，或适当增损方中药物，有的放矢，即能达到良好效果。为防止麻黄辛散，一般将其蜜炙用。

【使用方法】水煎服。上方共 12 味药，以此比例煎水饮，也可以做成膏剂内服。

【使用注意】一般无严格的禁忌证，若临床见到咳喘病证均可以选用。

【加减应用】若咳喘日久可以加白果 10g。若肾不纳气致咳喘可以加补肾之品，如沉香。若体虚在原方中加入大枣 15g，取葶苈大枣泻肺汤之义，防葶苈子伤正气。由于肺与大肠相表里，治疗咳喘适当通便有助于肺气通畅，可以配伍当归 15g、桃仁 10g。以当归治疗咳喘，在《神农本草经》（以下称《本经》）中即有记载。《本经·上品》载当归“主咳逆上气”，苏子降气汤中也配伍有本品。若熬制膏滋，可以合人参蛤蚧散同用。

【治疗体会】张仲景治喘有小青龙汤、苓甘五味姜辛汤、麻杏甘石汤、射干麻黄汤等方，这些方子如果稍有辨证错误，就会带来不良反应，所以中医向有“内不治喘、外不治癣”的说法，意思就是说喘证很难治疗，咳嗽同样如此。笔者认为，哮喘的主要病因为痰，加上气候、饮食、情志、劳累、环境等各种诱因而致病，伏痰遇感而发，痰随气动，气因痰阻，相互搏结，壅塞气道，通畅不利，肺失宣降，引动停积之痰，导致痰鸣气促，呼吸困难，甚则喘息不能平卧。对此，笔者通过多年临床，反复探索，结合个人的用药经验及用药习惯，总结出这首治疗咳喘的通用方。

葶苈子泻肺祛饮，尤对于痰涎壅盛，饮邪为患的喘息咳嗽效果良好，乃治疗痰涎壅盛之要药，凡是咳喘应为首选。二陈汤（陈皮、半夏、茯苓、甘草）燥湿化痰，理气和中，主治湿痰证之咳嗽痰多，色白易咯，恶心呕吐，胸膈痞闷，肢体困重，或头眩心悸。三子养亲汤（白芥子、紫苏子、莱菔子）降气化痰，理气消食，主治痰壅气逆咳嗽喘逆，痰多胸痞，食少难消。三拗汤（麻黄、杏仁、甘草）宣肺祛痰，止咳平喘，主治咳喘痰多。六君子汤（人参、白术、茯苓、甘草、陈皮、半夏，含四君子汤、五味异功散、二陈汤）益气健脾，燥湿化痰，主治脾胃气虚兼痰湿证之食少便溏，胸脘痞闷，呕逆等。全方 12 味药，有补有泻，健脾祛痰，调养身体。方中将寒、温性质不同药物融为一体，达到协调阴阳的作用。咳久可以致喘，喘亦可由咳引起，脏腑功能的失调均可能导致咳喘的发生。外邪袭肺不论是寒是热，必然聚湿酿痰，经热灼蒸，则更胶结，阻气机之肃化，碍治节之下行，气不得降，所以治疗咳喘，当予祛痰。

方中葶苈子泻肺力虽强，但配伍麻黄后可以互相抑制，且平喘作用更好，麻黄辛温发散，质轻上浮，宣泄肺气，开腠理以达表，降肺气以平喘；葶苈子苦寒沉降，性滑下达，泻肺气以平喘，降肺气以行水，二药一温一寒，一宣一降，相辅相成。配伍应用治疗咳喘、水肿等肺气壅滞所致病证疗效显著。以麻黄、葶苈子为对药组方，笔者一般用炙麻黄 6g，葶苈子 15g。

人参与莱菔子同用，对于体虚又有腹胀者作用更佳，不存在萝卜、莱菔子降低人参作用的问题，临床上笔者经常如此之用。关于咳喘的治疗，应予注意的是以下几点。

1. 治咳不离乎肺，又不限于肺：咳、喘，都是肺系疾患的主要证候，咳久可以致喘，喘亦可由咳引起。《素问 · 宣明五气论篇》说："五气所病……肺为咳。"《灵枢 · 五阅五使篇》："肺病者，喘息鼻胀。"说明咳喘的病变部位主要在于肺脏，但《素问 · 咳论篇》又指出："五脏六腑皆令人咳，非独肺也。"咳喘证以肺为主，兼及心、肝、脾、肾等脏，脏腑功能的失调均能导致咳喘的发生。因此治咳喘不离乎肺，又不限于肺，其标在肺，其本在脾肾。实证治肺，虚证治脾肾。

2. 重视化痰：治疗咳喘，当予祛痰，因为脾为生痰之源，而肺为贮痰之器，若临床治疗咳喘，不善化痰，则难以达到理想的效果。结合西医学的认识，咳喘由于支气管黏液的过度分泌，阻塞管腔，妨碍气体交换，病邪侵入，所以要祛痰化饮。笔者的体会是治疗此病，葶苈子乃是必用之品，此药可以适当加大剂量，根据张仲景用葶苈大枣泻肺汤的经验，若正气虚可以加入大枣以防葶苈子伤正气，亦可以加用黄芪。

3. 不可忽视健脾：脾乃是运化水湿之脏器，若运化功能失常，水湿停留则成饮成痰，要防止水湿潴留就要健脾，故本方用六君子汤健运脾胃以杜绝痰的生成。

4. 咳喘患者注意事项：应忌烟、酒及辛辣、生冷、油腻食物。注意保暖，不要受寒。尤其是背心不要受寒，若肺俞穴部位有寒冷如掌大者，配合热水袋敷或发热贴外贴有一定效果。也不要过热，以免引起汗液过多外泄又受寒。尤其冬天不能受寒，此病在夏季的治疗效果好，可以应用冬病夏治的方法。可以在夏季熬制膏方服用。要注意饮食结构的多样化。

【病案举例】舒某，女，54 岁。哮喘 7 年，反复发作，冬季尤甚，伴有咳嗽，鼻塞，流涕，咽喉有堵塞感，痰多，喉中鸣响，哮鸣音明显，精神不佳，疲乏无力，舌质淡，苔微腻，脉沉。乃投以一二三四五六汤原方：葶苈子 15g，陈皮 15g，法半夏 15g，茯苓 15g，莱菔子 15g，白芥子 15g，苏子 15g，炙麻黄 6g，杏仁 15g，党参 15g，白术 15g，炙甘草 6g。7 剂。患者服药后，自述服用许多中药均无此次的效果明显，乃按照原方继续用药。

二画

二桑洗发水

【方源】本方为外用治疗头发病变的一首经验方。

【组成】桑叶 50g，桑白皮 50g，生山楂 50g，侧柏叶 50g。

【方歌】二桑洗发生山楂，桑叶桑皮一起加，乌发选用侧柏叶，去脂去屑效果佳。

【功效】去屑止痒，除油生发。

【主治】头皮屑多，头油多，头皮痒。

【方解】方中四药均作为外用药使用。桑叶具有生发作用，为治疗脱发、白发的常用药物，尤其是外用效果好，桑白皮具有防止头发脱落的作用，又善于袪除头皮屑，侧柏叶乃是生发、乌发妙药，三药配伍增强作用。生山楂尤善袪除头油，进而达到固发作用。全方煎水外洗头部，达到生发、乌发作用。

【使用方法】将上述药物一起放水中浸泡半小时，水煎，烧开后再煎半小时，过滤，待水温降低人体能耐受时，以此水煎液洗头，每次 20~30 分钟。洗之前不用任何洗发精洗头，洗后不要用水冲洗头部，待头上水分自然干。

【使用注意】无特殊注意事项。

【加减应用】若头皮油脂不多或无油，可以不用生山楂。

【治疗体会】正常情况下，毛发的生长和脱落呈现周期性。分为生长期、退行期及休止期。正常头发 90%~95% 的毛囊在生长期，1% 进入退行期，5%~10% 为休止期，至休止期末则头发脱落，毛囊则进入下一生长周期。头发生长期 2~6 年，退行期 2~3 周，休止期 2~3 个月。生长期与休止期毛囊比例决定了毛发的稀疏。生长期缩短，休止期毛囊数增加，则临床出现脱发现象。

脱发最常见的是头皮油脂分泌过多，表现为头皮油腻，如涂膏脂，或头皮多屑，有明显瘙痒，日久则前额及头顶部头发稀疏变细，以致脱落秃顶。患者常需经常洗头，否则即感到头皮难受。选用中药外洗的方法来止痒、去屑、去油，其使用历史悠久，通过中药洗发，可以达到生发、乌发的作用。本方适用于油脂多，头皮痒，脱发。

应用中药外洗头发有固发生发的优势。

1. 方法简单：本方在外洗时没有任何副作用，患者容易接受，并且见效快。

2. 促进血行：可刺激局部充血，调节局部血行，加之高浓度和连续用药，不断刺激毛囊，防止毛囊进行静止期，使皮肤充血，改善局部血液循环，促进和加速了头发生长。有促进头部血液循环的作用，也有利于药物吸收。

3. 方便实用：方中所选用的药物价格低廉，效果明显，具有简、便、廉、效的特点。

4. 另外还可应用：①透骨草 30g，枯矾 10g，煎水 2000ml 外洗，每周 2~3 次。②透骨草 20g，侧柏叶 15g，皂角刺 10g，煎水 2000ml 外洗，每周 1~2 次。③食醋 150ml，加热水 200ml。趁热洗头，每日 1 次。④盐水洗头，每次洗头，加入一勺盐，既可以防治脱发、头发断裂等问题，又能刺激头皮。⑤用鲜生姜涂抹脱发处起到生发作用，因为生姜有一定的生发效果。⑥啤酒涂搽头发，不仅可以保护头发，而且还能促进生发。

【病案举例】余某，男，42 岁。头皮经常痒，时有面部蜕皮，头上油脂多，每日需洗头，否则难受。观头发油腻，乃嘱其停用各种洗发精，用二桑洗发水洗头，只要洗头即用之。自述用中药洗头 7 次后，头上油脂减少，已无头皮痒。

八白膏

【方源】本方是一首美容的经验方。

【组成】白茯苓15g，白芷10g，白及10g，白芍15g，白扁豆15g，白蒺藜15g，白僵蚕15g，生白术15g，百合15g，山药15g，冬瓜仁30g，天花粉15g，葛根10g，薏苡仁30g。

【方歌】八白苓芷扁豆及，僵蚕瓜仁花粉蒺，葛术百合山药薏，靓艳美白见效益。

【功效】美白靓肤，润肺除皱。

【主治】皮肤粗糙，面部黑斑，蝴蝶斑，皱纹多、苍老面容。

【方解】本方具有嫩肤美白作用。方中选用八种在命名上带有“白”字的药物，故名八白膏。根据临床应用来看，带有“白”字的药物多有美白作用，若药材颜色为白色者也多具有美白之功。

方中白茯苓祛皯增白，《本草纲目·卷二十七·茯苓》引《经验后方》载曰：“日食一块，至百日肌体润泽……延年耐老，面若童颜。”根据现在用法，茯苓能改善皮肤的粗糙状况，使皮肤湿润、光泽、细腻，富有弹性，有爽快感。白芷美白，用于面部黧黑斑、粉刺、白疕（bi）。《本经·中品》认为“长肌肤，润泽，可作面脂”。白及消肿生肌而能嫩肤，白芍养血，促进新血生长，白扁豆健脾祛湿，湿祛则能达到靓肤之效。白蒺藜、白僵蚕祛斑白面，可治瘢痕、白癜风，在美白方面，多根据祛风的特点用治皮肤晦暗。生白术驻颜，善治面色萎黄，黧黑，《药性论》认为其“主面光悦，驻颜去皯”，《新修本草·卷六》载将白术“用苦酒渍之，用拭面䵟黯极效”。百合补益肺阴，肺主皮毛，故能使皮肤细嫩。天花粉善治粉刺、皮肤皲裂，也有美白作用。《新修本草·卷八》认为可使皮肤“洁白美好”，善祛垢腻，尤其在皮肤洗剂中应用。山药延年驻颜，润肤悦色，可用治皮毛焦枯，黄褐斑，历来作为美白要药。薏苡仁“久服轻身益气”（《本经·上品》），可抑制黑色素形成，调理皮肤，并可使粗糙皮肤变得细腻。葛根美白，促进皮肤的代谢。冬瓜仁、薏苡仁均能美白，古代将此二药作为常用之品。同时薏苡仁、扁豆、白芷、茯苓具有祛湿之功，使水湿不泛溢于肌肤，也能增进皮肤的细嫩特点。上述药物共同达到嫩肤增白、祛除水湿的作用。

【使用方法】做成膏剂内服，亦可水煎服。

【使用注意】美白用药有一个过程，一般内服或外用均可以美白，不要用刺激皮肤的药物，以免导致不必要的色素沉着。不要用短时间就能美白的产品，一些美白产品含铅、汞，使用时间过长，会导致严重的后果。皮肤过敏者在选用美白药品时，应持慎重态度。

【加减应用】一些命名上带有“白”字的药物具有美白作用，可以选用。在加减应用中，要结合药物特点，并根据患者的性别、年龄、病程等诸多因素加减药物。具有美白作用的药物有：①桑白皮美白，主治粉刺、痤疮，有良好的效果。②川芎驻颜增白，可用于治疗皮肤粗糙、粉刺，通过改善微循环和抑制皮肤组织细胞内衰老代谢产物，达到延缓皮肤老化的目的。③桃仁善治面部皯黯，能润肤祛皱，悦皮肤。④玉竹善治皮肤干皱、黧黑皯黯，《本经·上品》谓“久服，去面黑皯，好颜色，润泽，轻身不老”。历来将其作为美白常药。⑤茵陈增白，主要用于面黄、湿疮等，《本经·上品》云“久服轻身，益气耐老”，对于面部晦暗也可使用。⑥柏子仁润肤，为历代美容常用之药，因其黑发，同时能使面部现白，达到美容、美白之效。⑦白鲜皮主治黄褐斑、扁平疣，面黑不净。⑧杏仁除皯增白，对于黄褐斑可单取杏仁捣烂，和鸡蛋清，于夜晚涂于面部，次晨洗净。⑨瓜蒌皮、瓜蒌仁祛皯白面，历代本草多有认为悦皮肤祛皱，一般是将瓜蒌仁和其他药物和如薄泥，洗净面，以药涂上。瓜蒌皮作用较瓜蒌仁力量稍弱。上述药物可以随证加减应用。

【治疗体会】“八白”药物（白茯苓、白芷、白术、白及、白芍、白扁豆、白蒺藜、白僵蚕），以膏滋应用，故名八白膏。在防衰抗老、嫩肤靓白方面，要调理五脏，使全身气机疏通畅达，活力焕发，则面色光洁。按照斑的部位，常见的斑分为浅斑、深斑和深浅混合斑。浅斑如雀斑、老年斑。雀斑与家族遗传有关，过度日晒会增加，一般是米粒大小的黑褐色斑点，对称地散布在脸上，形如雀卵，故名。雀斑属于浅表的色素沉着，老年斑通常表现在脸上、手上、脚上暴露部位，是人体进入衰老阶段的表现。黄褐斑一般在脸上左右对称分布，颜色为黄褐色，可深可浅，中医亦称肝斑、黧黑斑、蝴蝶斑，是以面部出现黄褐色色素性斑片为特征的常见皮肤病，以女性居多。

本病发生于面部，根源在肝，亦与脾胃功能失调有关。与水亏不能制火，肝郁血行不畅，血虚不能华肉有关。肝藏血，喜条达而恶抑郁，若情志不遂，肝失疏泄，气滞血瘀，或气郁日久化火，灼伤阴血，均可使颜面气血失和而发病。若气血瘀滞或冲任空虚、气血不足，引起气血不能上荣于面即容易发病，其中肝郁气滞，气血瘀滞为其主要病机，所以治疗黄褐斑重在疏肝解郁与活血化瘀，因有斑必有瘀，无瘀不成斑。用药方面应注意以下几个方面。

1. 促脾运：脾胃功能健运，则气血旺盛，见面色红润，肌肤弹性良好。反之，脾失健运，气血津液不足，不能营养颜面，其人精神萎靡，面色淡白，萎黄不泽。故美白应注意健脾。

2. 润肺燥：肺主皮毛，人体通过肺气的宣发和肃降，使气血津液得以布散全身。若肺功能失常日久，则肌肤干燥，面容憔悴而苍白。美白要注意养肺。

3. 清肝毒：摄入的食毒、药毒、酒毒、烟毒等都依赖肝脏分解，当这些毒素慢慢积累越来越多时，影响颜面，清除毒素，才能使肌肤光滑细腻，充满弹性，体内无毒，脸无暗色。

4. 降肝火：肝火过旺会导致口疮、眼热、皮肤干燥、色斑等。黄褐斑为肝斑，降肝火，平阴阳，才能使皮肤润而不燥，白嫩无瑕。

5. 充肾精：肾主藏精，肾精充盈，肾气旺盛时，五脏功能也将正常运行，气血旺盛，容貌不衰。

6. 内外兼治：①从内服用药来说，中药美白因采用内调法治疗，根据辨证论治，以治本为主，毒副作用小，疗效也相对稳定。特点是慢调细理，通过调节脏腑功能，从而改善皮肤的质地，中药美白不能追求速度，要持久。所以，要改善皮肤色泽，可以采用内服与外用相结合的方法进行，能达到综合治理的目的。②从外用美白来说，保养只能解决局部皮肤表皮层，但可以暂时达到美白的效果。要根本解决皮肤问题，需要内在调节。所以，要改善皮肤色泽，可以采用内服与外用相结合的方法进行，能达到综合治理的目的。食物能改善皮肤色泽，抑制色素沉着，可以结合食物特点应用。不要摄取含有人工食品添加剂的食物，否则会造成内脏的负担，导致黑色素沉淀，形成黑斑、雀斑等。要注意补水，水具有滋养皮肤的作用，补水自然能使皮肤白起来。

【病案举例】翁某，女，39 岁。近 3 年来总感到精神不佳，容易疲倦，面色晦暗，并有蝴蝶斑，失眠，月经量少，给人一种苍老感，希望美白。舌质淡，苔薄白，脉沉无力。因美白需要时日，建议服用膏方，乃以八白膏加味：白茯苓 15g，白芷 10g，白及 10g，白芍 15g，白扁豆 15g，白蒺藜 15g，白僵蚕 15g，生白术 15g，百合 15g，山药 15g，冬瓜仁 30g，天花粉 15g，葛根 10g，薏苡仁 30g，黄芪 30g，柏子仁 15g，当归 15g，枣仁 30g，佛手 15g，玫瑰花 15g，红景天 30g，绞股蓝 30g，木香 6g，陈皮 15g，生晒参 15g，阿胶 15g。10 剂，木糖醇收膏。患者服用膏滋以后，面色明显变靓丽，自我感觉良好。

八子种子汤

【方源】本方是笔者临床治疗不育不孕的一首经验方。原方载于《临床常用中药配伍速查手册》第 498 页。

【组成】枸杞子 15g，车前子 10g，五味子 10g，覆盆子 10g，菟丝子 15g，沙苑子 15g，蛇床子 15g，王不留行 10g，熟地黄 15g，山药 15g，丹皮 10g，山茱萸 15g，茯苓 15g，泽泻 10g。

【方歌】八子种子五子沙，蛇床留行一齐加，六味地黄共入内，不育不孕效果佳。

【功效】补益肾精，种子调养。

【主治】不孕、不育症。也用于性功能低下病证，如阳痿、早泄。

【方解】本方共选用八种植物种子，故名八子。种（zhòng）子，即种下、繁衍之意。此方实际乃五子衍宗丸、六味地黄丸二方加沙苑子、王不留行（留行子）、蛇床子组成。方中八子（枸杞子、五味子、车前子、覆盆子、菟丝子、沙苑子、蛇床子、留行子）具有温补肾阳、种子涩精作用，有利于增强性功能，同时有利于受孕。根据现在的认识，五子衍宗丸具有提高精子活动能力的作用，蛇床子温补肾阳作用好，为治疗肾阳虚的妙药，沙苑子、菟丝子配伍能增强补肾固精作用，王不留行有利于通经活络，促使阻塞的精关或输卵管疏通。六味地黄丸补肾强腰，不温不寒，不燥不腻，多种体质的患者均可以选用。

【使用方法】水煎服。也可以做成丸药、膏剂使用。

【使用注意】方中王不留行具有很好的"通"的作用，尤其是输卵管不通，精道阻滞不通，可以促使其疏通。根据现代研究的报道，王不留行有抗早孕的作用，所以一般在应用 7 剂左右后应将原方中的此药去掉，这样便于排精或受孕。

【加减应用】临床可以结合患者情况，适当加用补肾之品，一般可以加何首乌、莲子，也可以加用紫石英。若肾阳虚加淫羊藿、巴戟天、紫河车。为促进受孕，或受孕后保胎，加桑寄生、杜仲、续断、白术、黄芩、香附等安胎药。

【治疗体会】凡夫妇同居1年以上，没有采取避孕措施而未能怀孕者，称为不孕症。婚后2年从未受孕者称为原发性不孕；曾有过生育或流产，又连续2年以上不孕者，称为继发性不孕。此方实际乃五子衍宗丸、六味地黄丸加沙苑子、留行子、蛇床子组成，故名。八子种子汤补肾精，壮阳道，助精神，养真阴，固精关，起阳痿，补肾水，益肺气，止遗泄，利小便，补中寓泻，补而不腻，能提高精子活动能力的作用，能促进精子生成，促进排卵，促进受孕。若月经不调，求子之法，首先调经。

王不留行通络作用好，临床上对于一些闭塞的病证常加用之，如耳闭、鼻塞等。在上方中笔者也常加用莲子，沈金鳌《妇科玉尺·卷一》"治男女求嗣方"有"惯遗精者，去车前，以莲子代之。"笔者一般不去车前子，只添加莲子15g，若肾虚再加女贞子15g，组成为十一子（枸杞子、车前子、五味子、覆盆子、菟丝子、沙苑子、蛇床子、留行子、莲子、女贞子、楮实子）。古代的调经方中，紫石英乃是常用之品，其走下焦温肾，暖胞宫，为治疗宫寒不孕要药。笔者临床体会，紫石英也是治疗不孕、不育症的要药。

本方对于不育、不孕均有作用。古方五子衍宗丸具有良好的生精作用，而加用沙苑子、蛇床子后效果会更好，所以笔者将上述诸药同用。

1.关于中医药治疗不育不孕症：用中药治疗不育不孕有独到之处，根据临床经验来看，男子要壮阳，女子要滋阴，这是辨性别而施药。当然，男子壮阳是针对已婚成年男子而言，其目的就是提高性功能。女性的痛经、男性精子质量下降、大部分功能性疾病等，又会影响受孕，而用中药是有效的。中药对人体几乎不会产生副作用。从目前治疗不育不孕来看，有的疾病尽管诊断明确，但治疗却没有很好的方法。比如女性的痛经、男性大部分功能性疾病等，而中医对此有独到之处。根据中医辨证论治的治疗原则，若肝郁气滞，气机不畅，不排卵的妇女，月经后至，甚至闭经，以至于造成不孕。男子阳痿，精子活动能力差，少精等又会导致不育。对于婚久不孕不育，或女子月经后期，量少色淡，或月经稀发，闭经，面色晦暗，腰酸腿软，性欲淡漠，小便清长，大便不实，治宜温肾助阳，调补冲任。男子则应从全身机能调整入手。本方八子种子汤就是根据上述用药特点组方的。方中八子偏于补阳，而六味地黄丸偏于补阴，调补阴阳，以期达到受孕的目的。在选用壮阳药物时，不要用温燥之性太强者，当应用性味温和的强精补肾之品。

2. 关于不孕症：产生不孕症的原因有多种，如排卵功能障碍，月经周期中无排卵，或虽有排卵，但排卵后黄体功能不健全。生殖器先天性发育异常或后天性生殖器官病变，阻碍从外阴至输卵管的生殖通道通畅和功能，妨碍精子与卵子相遇，导致不孕。现代研究认为免疫学因素，性生活失调，性知识缺乏，习惯性流产会造成不孕。八子种子汤能促进排卵，从而达到受孕的作用。多囊卵巢综合征也会引起不孕，这是以高雄激素血症、排卵障碍以及多囊卵巢为特征的病变。此病以痰浊与肾虚者多见，故祛痰与补虚是治疗的基本法则。痰浊为标，肾虚为本，补虚不能助湿，祛痰不能伤正。治之则以祛痰为先，痰去方可补虚。多囊卵巢综合征患者往往伴有体胖、口黏、大便黏滞等，此时当以祛痰为主，结合患者个体情况，佐以健脾、活血、疏肝等。痰浊祛除之后，当以调肾补虚为主。

3. 关于不育症：产生不育症的原因有多种，如精液异常，无精子，精子数过少，活动减弱，形态异常，睾丸发育不全，睾丸炎等均影响精子产生。吸烟，酗酒，过度精神紧张，性生活过频，会影响精子数量和质量。或者性生活障碍出现阳痿、早泄，使精子不能进入女性生殖道等。八子种子汤具有强身健体助阳，能促进精子生成。

4. 关于饮食调补：应用饮食来调补可以协助药物的不足，治病于饮食之中，调补于口福享受，也不失为防治疾病的一种方法，平时可以多吃海产品，如牡蛎、蛤蜊等贝类，壮阳的蔬菜如韭菜，补肾的食物如莲子、芡实、枸杞均可以选择应用。

治疗不育不可一味壮阳，调肾重在调整阴阳，善补阴者必于阳中求阴，在滋阴药中酌加淫羊藿、巴戟天、蛇床子、菟丝子等；善补阳者必于阴中求阳，在温阳药中酌加龟甲、黄精、女贞子、旱莲草等，但温阳药中要避免过于温燥之品，因为温燥之品虽然利于肾阳之振，但有损肾阴。

【病案举例】刘某，女，27 岁，婚后 3 年，平时感觉身体疲倦，曾服药，但一直未能受孕，求诊于笔者，乃投以八子种子汤加味，嘱其月经干净后开始服药，排卵期停服，服药 14 剂后即怀孕，生下一男婴，后来夫妻二人到门诊表示感谢。

人参雄起膏

【方源】此方是用治阳痿的一首经验方。原方载于《中医膏方治验》第 100 页。

【组成】人参 10g，枸杞子 15g，沙苑子 15g，菟丝子 15g，五味子 10g，覆盆子 10g，金樱子 10g，莲子 15g，蛇床子 15g，山茱萸 15g，山药 15g，熟地黄 15g，丹皮 10g，泽泻 10g，茯苓 15g，鹿角胶 15g，淫羊藿 15g，巴戟天 15g。

【方歌】人参雄起治阳痿，羊藿巴戟合六味，八子温肾兼固涩，鹿胶收膏确威威。

【功效】温肾助阳，调理身体。

【主治】肾虚阳痿，精神不振，腰膝酸软，畏寒肢冷，小便频数，入夜尤甚。

【方解】本方由五子衍宗丸、六味地黄丸加味组成。方中八子（枸杞子、沙苑子、菟丝子、覆盆子、五味子、莲子、蛇床子、金樱子）补肾强腰，涩精固元，人参具有补气助阳作用，乃是治疗体虚阳痿要药，淫羊藿、巴戟天、鹿角胶均能温肾助阳或壮阳，用治肾阳不足所致阳痿、精神疲倦，四肢不温，山茱萸、山药、熟地黄、丹皮、泽泻、茯苓乃六味地黄丸组成，能补益肾阴。诸药合用，具有阴中求阳、阳中求阴之奥妙，主治阳痿、精神萎靡等。

【使用方法】将上述药物一起熬制成膏滋服用。若不用鹿角胶亦可水煎服用。

【使用注意】阳痿用药不能竭泽而渔，需要阴中求阳，缓缓图治，以应用膏滋、丸剂为好。不要轻易使用阳起石，现在认为阳起石的主要成分为石棉，为致癌物，当避免使用。

【加减应用】阳虚怕冷者加附子 15g，肉桂 5g，肾阳虚兼有大便秘结者加肉苁蓉 15g，锁阳 15g；身体虚弱加当归 15g，白术 15g，腰痛加杜仲 15g，补骨脂 10g；心脾受损者可以加用归脾汤补益心脾；湿热下注者出现阴茎痿软，阴囊湿痒臊臭，下肢酸困，可以合龙胆泻肝汤。

【治疗体会】治疗阳痿当分虚实，属虚者宜补，属实者宜泻，有火者宜清，无火者宜温。阳痿单纯由命门火衰所致者，临床上并不多见，需要结合具体情况选用药物，但又不可忽视温肾。阳痿大多数属功能性病变，经过适当的治疗调养，一般可以得到治愈，预后良好。在选方用药方面，遵循阳得阴助而生化无穷，补阳之时应适宜补阴，而命门火衰者，真阳既虚，真阴多损，应温肾壮阳，滋肾填精，忌纯用刚热燥涩之剂，宜选用温润之品。若青壮年男子阴茎痿弱不起，临房举而不坚，或坚而不能持久，病因虽然复杂，但以房劳太过，频繁手淫为多见。病位在肾，并与脾、胃、肝关系密切。阳痿之因可见命门火衰、心脾受损、恐惧伤肾、肝郁不舒、湿热下注等，导致宗筋失养而弛纵所致。辨证要点主要是辨别有火无火及分清脏腑虚实。节制房事，戒除手淫，调节情志，是重要的辅助治疗措施。对于严重的阳痿患者，在补肾助阳的基础上，加用蜈蚣有一定作用，同时可以酌情使用安神镇静之品，有助于提高疗效。

【病案举例】黄某，男，45岁。平素身体尚好，近半年来行房时出现早泄、阳痿现象，其他身体也无不适，希望能提高性欲，控制阳痿。查患者精神、神采均可，考虑需慢慢调理，建议服用膏滋，这样便于坚持，同时服用也方便。施以人参雄起膏：红参10g，枸杞子15g，沙苑子15g，菟丝子15g，五味子10g，覆盆子10g，金樱子10g，莲子15g，蛇床子15g，山茱萸15g，山药15g，熟地黄15g，丹皮10g，泽泻10g，茯苓15g，鹿角胶15g，淫羊藿15g，巴戟天15g，莲子15g。10剂，收膏。患者自述用膏滋后精力明显增强，无阳痿、早泄现象，感到很满意。

三画

土牛膝利咽汤

【方源】原方载于《中药谚语集成》第 48 页，《食饮秘典：为您解困惑》第 112 页。

【组成】土牛膝 15g，玄参 15g，桔梗 10g，麦冬 10g，山茱萸 15g，丹皮 10g，山药 15g，茯苓 15g，生地黄 15g，泽泻 10g，青果 15g，甘草 6g，肉桂 3g。

【方歌】王氏土牛利咽汤，玄麦甘桔青果藏，六味地黄入肉桂，利咽亮音效果良。

【功效】清热解毒，利咽开音。

【主治】咽喉干燥，肿痛，喉痹。

【方解】此方是笔者在临床中通过多年的临床实践而逐渐总结的。以土牛膝为主，合以玄麦甘桔汤、六味地黄丸，再加青果、肉桂组成。其中土牛膝具有良好的利咽作用，为治疗咽喉肿痛的要药，凡治咽喉肿痛，为必用之品。玄麦甘桔汤（玄参、麦冬、桔梗、甘草）乃是治疗咽喉肿痛常用方，四药具有清热解毒、利咽亮音之功，主要用于热毒所致病证，如吞咽不适、咽喉肿痛、声音嘶哑、口干咽燥。六味地黄丸（生地黄、山药、山茱萸、泽泻、丹皮、茯苓）养阴生津，润喉滋肾，因咽喉乃是肾经所循行部位，若津液亏损，必致肿胀不利，故以其滋补肾阴。青果生津利咽，尤宜于声音嘶哑、咽部疼痛，肉桂引火归原，乃治疗咽痛妙药。全方共奏养阴利咽、润喉开音之功。

【使用方法】水煎服。每日 1 剂。

【使用注意】若虚寒咽痛不宜选用此方。

【加减应用】若咽喉吞咽困难，可加山慈菇 15g，声音嘶哑加玉蝴蝶 15g、诃子 15g。

【治疗体会】这是一首治疗咽喉肿痛的经验方，现用其治疗急性或慢性咽喉炎。对于咽喉肿痛，其治疗原则当是养阴生津，利咽润喉，故选药应立足于此。治疗本病，一般不要用辛散之品，若病程较长，属于慢性咽喉炎症，用肉桂 3g，以其达到引火归原的目的，但此药剂量不能大，以防助火伤阴。用土牛膝者，是因为此药专于利咽，通常认为此药乃是咽喉肿痛之要药，较怀牛膝、川牛膝利咽作用更好。

咽喉肿痛可见于急性或者慢性咽炎、喉炎、扁桃体炎、疱疹性咽峡炎、溃疡膜性咽炎、咽后脓肿等，这些疾病均可引起咽喉局部的肿痛。临床以热证为多见，常表现为咽部赤肿疼痛，咽干，口渴，吞咽不适，便秘，尿黄。主要有外感风热，肺胃实热，肾阴不足诸证型。根据临床的表现特点多应清热利咽，润燥生津。所以选用药物多为养阴生津、利咽解毒之品。对于久久不愈之症，可以少佐肉桂以引火归原。当然在某种情况下，咽喉肿痛也有用温补之品的，但相对而言较少见。

对于咽喉肿痛，若热毒较重，通常以清热解毒为治疗方法。在药物选择方面，切忌大苦大寒，山豆根虽有较好作用，但笔者绝不轻易选用，此药苦燥伤阴不说，其极苦之味，患者实在难以接受。若非热毒深重者，一般不宜选用此药。治疗疾病既要达到目的，同时也要让患者容易接受药物。对于慢性咽炎一类的疾病，要注重养阴生津，故本方含有六味地黄丸方义。

咽喉肿痛在饮食方面宜吃清淡多汁，清热、生津利咽的新鲜蔬菜瓜果食物，忌吃辛辣刺激性、温热上火的食物，对于煎炒香燥伤阴、黏糯滋腻的食物也应禁吃。要忌烟与酒。烟酒既刺激咽喉又使机体功能受损，应坚决戒除。多喝温开水。保持居室内空气湿润清洁，流通。避免用嗓过度或大声喊叫。

【病案举例】胡某某，女，45 岁，社区干部。患者因工作性质，讲话较多，经常出现咽喉疼痛，稍饮酒、食辛辣即出现咽部不适，慢慢出现声音嘶哑。通过检查，乃是咽喉炎症，声带息肉，住院手术治疗后，但咽部一直疼痛不已，声音嘶哑，若疼痛甚则不能发声，并需时时饮水以自救，用抗生素不能缓解咽部疼痛，舌质偏红，苔薄白。乃投以土牛膝利咽汤。5剂药后，咽部疼痛即逐渐缓解，声音嘶哑亦慢慢好转，能胜任工作。

大黄润肤油膏

【方源】此方是笔者多年在临床中总结的一首经验方。原方载于《临床常用中药配伍速查手册》第131页。

【组成】生地黄50g，栀子50g，大青叶50g，升麻50g，大黄50g，黄柏50g。

【方歌】大黄润肤栀子陪，黄柏升麻生地配，外加青叶成油剂，皮肤湿毒毋用畏。

【功效】清热凉血，活血解毒。

【主治】多种皮肤病变，如皮肤瘙痒、湿疹、乳头裂、溃烂、肛裂、牛皮癣、慢性湿疮、流水、冻疮、痔疮、皮肤皲裂等。

【方解】此方由清热泻火兼凉血解毒之品组成。生地黄具有良好的凉血作用，同时能养阴，又善于治疗皮肤干燥症。大黄、黄柏、栀子、大青叶、升麻均为解毒要药，对于热毒病证，配伍应用作用更佳。根据古代认识，认为升麻甚至可以代用犀角。此方外用，更能直达病所。

【使用方法】将上述药物一起置入麻油或猪油500g的锅中熬炸，直至药材炸枯，过滤，祛除药渣，将所用的油浓缩，加入黄蜡15g，冷却，装入瓷器中，密封，将药物埋入地下7天后，取出，外用。

【使用注意】如皮肤破溃不便应用。因为此膏药经过熬制后，药物含有火毒，故要埋在地下7天，以祛除火毒。若不埋入地下就使用，会导致药物中的火毒未除，反而加重热毒病证。

【加减应用】上方是笔者的一个固定处方，无需加减。但若热毒较重，可以适宜加用清热解毒之品。

【治疗体会】此方选用清热解毒、凉血药物外用，具有良好的止痒、促进皮肤伤口愈合的作用，在使用时，要不断地外搽。根据使用情况来看，凡是热毒病证，如疮疡痈疖、丹毒，使用此药也有良好效果。临床上对于皮肤干燥、疮疡病证，一般外用药物效果更直接，作用更迅速。此方选用具有滋润皮肤的药物，使皮肤不干裂，并达到止痒、止痛的作用。在寒冷干燥的冬天，肌肤就会失去往日的水嫩活力，变得干皱，严重的时候会脱皮。随之而来的就是皮肤的异常改变，故用药应注意润肤，方中生地黄具有滋润的特点。油膏是将药物与油类煎熬或捣匀成膏的制剂，适用于溃疡、皮肤病糜烂结痂渗液不多、疮肿等。制作油膏的基质，根据病证的特点，可以选用猪脂、羊脂、麻油、松脂、黄蜡、白蜡以及凡士林等。其优点是柔软、滑润、无板硬黏着不舒的感觉，尤其对病灶在凹陷折缝之处者，或大面积的溃疡，使用油膏更为适宜。

【病案举例】王某某，女，21 岁。本校学生。自述鼻子、面部皮肤瘙痒，以后渐至手上亦出现瘙痒，时有流水渗出，现鼻尖部、鼻翼两侧以及面部颜色深红，已经半年余，影响美观，曾用中西药效果不佳。乃投以上方大黄润肤油膏外搽，1 周后瘙痒逐渐减轻，抓破部位逐渐结痂而愈，未留下任何痕迹，并且皮肤颜色较前更细嫩。

小麦养心汤

【方源】此方为治疗失眠的一首经验方。原方载于《中医膏方治验》第 60 页。

【组成】小麦 30g，茯神 15g，生百合 30g，柏子仁 15g，炒枣仁 30g，炙远志 10g，夜交藤 15g，合欢皮 15g，当归 15g，五味子 10g，莲子 15g，丹参 15g。

【方歌】小麦养心能安神，茯神百合柏枣仁，远志交藤合欢归，五味助眠莲丹参。

【功效】养心安神，宁志助眠。

【主治】体质虚弱，精神不振，失眠多梦，健忘，容易疲劳。

【方解】小麦养心汤主要从养心安神入手，再结合其他病因选用药物。方中小麦、茯神、百合、柏子仁、酸枣仁、夜交藤、莲子均乃养心安神之品，用于身体虚弱，面色萎黄，精神不振。五味子、远志宁心安神，当归活血，丹参清心安神，全方共奏补益虚损、养心安神之效。此方同时也能养颜美容。睡眠不佳的人记忆力多不好，应首选远志、人参。

【使用方法】水煎服，或熬制膏滋服用。

【使用注意】尽量少饮茶，尤其是晚上不要饮茶或太兴奋，以免影响睡眠。平时可以用合欢花泡水服，亦可用小麦泡水饮服。

【加减应用】若心火旺盛导致失眠，可以加清心降火之品如竹叶、黄连、莲子心；肝郁失眠者，加疏肝之品如香附、佛手等；心肾不交加交泰丸（黄连、肉桂）；痰浊扰心合导痰汤方义，加半夏、枳实、天南星；瘀血阻络合血府逐瘀汤方义，加桃仁、红花、当归、川芎等。

【治疗体会】失眠所造成的痛苦只有患者自己知道，有的失眠患者精神压力大，更加重失眠。由于个体差异，对睡眠时间和质量的要求亦不相同，主要是以能否消除疲劳、恢复体力与精力为依据。谚云“吃人参不如睡五更”，强调睡眠的重要性。顽固性失眠，给患者带来长期的痛苦，甚至形成对安眠药物的依赖，而长期服用安眠药物又可引起医源性疾病。中医药通过调整人体脏腑气血阴阳的功能，常能明显改善睡眠状况，且不引起药物依赖及医源性疾患，因而颇受欢迎。在调整脏腑气血阴阳的基础上，辅以安神定志是本病的基本治疗方法。实证宜泻其有余，如疏肝解郁，降火涤痰，消导和中。虚证宜补其不足，如益气补血、养血安神等。失眠的主要病位在心，由于心神失养或不安，神不守舍而失眠，但与肝、胆、脾、胃、肾的阴阳气血失调也相关。

治疗失眠，既要应用药物，同时也要从心理上进行调节，因郁闷、压力大了导致心情不好，会直接影响睡眠。笔者认为小麦乃是治疗失眠病证的要药，其认识源于甘麦大枣汤，张仲景用小麦主治精神恍惚，心中烦乱，睡眠不安。临床用于癔病、更年期综合征、神经衰弱效果极好，可以单独大剂量煮水饮服，因小麦能养心液，同时有心病宜食麦之说。陈小麦善养心气，在养心安神方面，使用时必须是将整粒入药，而生活中将小麦磨粉后（面粉）作食物食用，则不具备安神作用。

酸枣仁乃是安神要药，《金匮要略》所载的酸枣仁汤主治虚劳虚烦不得眠。酸枣仁可以单味大剂量使用，一般无副作用。笔者常用 30g 以上。而远志安神则用量不宜太大。笔者常常让患者将合欢花 15g，每天泡水饮服有效。

【病案举例】唐某，女，65 岁。失眠 10 多年，梦多，精神不佳，情绪不稳定，心神不宁，每因情志不畅失眠更重，精神压力大，患糜烂性胃炎多年，食少，纳食不适，时有酸水，面色苍白，脉沉。乃气血不足，神不守舍，治以补益气血，宁志助眠。小麦 30g，黄芪 20g，茯神 15g，生百合 30g，柏子仁 15g，炒枣仁 30g，炙远志 10g，夜交藤 15g，合欢皮 15g，当归 15g，五味子 10g，莲子 15g，丹参 15g，莲子 15g，瓦楞子 20g。此方连续服用 15 剂，精神转佳，睡眠正常，多年胃病也无不适。

小麦调护汤

【方源】此方是治疗更年期综合征的一首经验方。原方载于《中医膏方治验》第 164 页。

【组成】小麦 30g，大枣 15g，百合 20g，莲子 15g，灵芝

30g，绞股蓝 30g，黄芪 30g，生晒参 10g，石斛 15g，玉竹 15g，黄精 15g，甘草 10g（糖尿病患者不用）。

【方歌】小麦调护平阴阳，莲枣灵芝参芪上，百合石斛黄精草，交藤枣仁玉竹善。

【功效】补益心肾，平衡阴阳。

【主治】心肾不足，阴阳失调，头晕耳鸣，面色晦暗，颧红唇赤，心悸怔忡，虚烦不寐，健忘多梦，恐怖易惊，咽干口渴，面色潮红，潮热盗汗，五心烦热，性格变化，悲伤欲哭，多疑多虑，腰膝酸软，月经紊乱，量多色淡，形寒肢冷，倦怠乏力，敏感易怒。

【方解】此方由甘麦大枣汤加味组成。甘麦大枣汤（甘草、小麦、大枣）主治喜悲伤欲哭，数欠伸，精神恍惚忧郁，烦躁不宁。百合、莲子、灵芝养心安神，促进睡眠，改善面容，调节情绪。绞股蓝、黄芪、生晒参培补，调养气血，强健身体，消除疲劳，增进体力。石斛、玉竹、黄精滋养阴液，润燥生津，补肺脾肾，固护正气。全方共奏调理阴阳，改善诸多不适病证，达到消除面部色斑的作用。

【使用方法】水煎服，也可以熬制膏剂服用。

【使用注意】更年期综合征以虚损病证多见，采用补益之品不宜滋腻，以防伤及脾胃，妨碍运化。

【加减应用】更年期综合征以气阴两虚多见，临床可以灵活选用绞股蓝、沙棘等补益气阴之品。

【治疗体会】更年期综合征的表现最典型的症状是烘热汗出、面色潮红，烦躁易怒、心悸失眠或忧郁健忘等，总以阴阳平衡失调为根本原因，因此治疗时，以调整阴阳为主要方法。补肾中药可以补充肾精亏损，调整阴阳平衡，对于女性更年期以及抗衰老具有明显作用，因更年期的肾虚，多为年龄增长、机能衰退、慢性消耗所致，由于先天不足、体质状况区别，临床表现不同，但补肾为重要环节。

本方源于甘麦大枣汤。若更年期病证较为严重时，单用一味小麦就有极佳的效果，应用的方法是将小麦大剂量地煎水或直接泡水饮服。小麦以越陈者作用越好。小麦是治病良药，食用原粒小麦还能增强记忆，抗衰老，入药须用整粒者，若去掉麸皮则无效。

【病案举例】陈某，女，52 岁。两年前开始出现失眠，渐次发展到整夜不能入睡，彻夜不眠，需服大剂量安眠药方能勉强入睡 1 个小时，服中医药均无效。由于长期不能入睡，精神极差，平时烦躁，时时燥热，出汗，心情郁闷，容易发火发怒，面容憔悴萎黄，甚至有轻生念头。笔者乃告知大剂量应用陈小麦泡水饮服，以养心安神为主处方：小麦 30g，大枣 15g，酸枣仁 60g，夜交藤 30g，百合 20g，莲子 15g，灵芝 30g，黄芪 30g，生晒参 10g，石斛 15g，玉竹 15g，黄精 15g，甘草 10g。泡服小麦和服汤剂 7 剂后，能入睡 4 个小时，再用原方熬制膏剂服用半个月后。患者告知，已能正常入睡。

山楂瘦身汤

【方源】原方载于《中药谚语集成》第 107 页，《食饮秘典：为您解困惑》第 37 页。

【组成】生山楂、橘络、决明子、茯苓皮、莱菔子、大腹皮、虎杖、茵陈各 15g，玉米须、冬瓜皮、薏苡仁各 30g，泽泻 10g，生首乌 15g，荷叶 30g。

【方歌】山楂瘦身用三皮（冬瓜皮、茯苓皮、大腹皮），决明首乌玉米须，橘荷苡仁泽莱菔，茵陈虎杖轻松剂。

【功效】利尿消肿，通腑瘦身。

【主治】肥胖病症。亦用治高脂血症、高血压、动脉硬化。

【方解】治疗肥胖，要促使患者的大便通畅，小便通利，但又不要伤正气，既要保证患者能够接受食物，又不要出现厌食，导致营养不良。方中生山楂消食，尤能降脂，为瘦身要药。决明子、生首乌通导大便，以利于排除积滞，二药通便，有利于腑气通畅，促进脂质代谢，并且有滋养的特点。玉米须、薏苡仁通利小便，作用平和，其中玉米须利尿不伤阴，除可以治疗水湿内停病证外，尚能够用于诸如黄疸、水肿等。薏苡仁既是药品，也是食品。茯苓皮、茵陈、冬瓜皮、大腹皮、虎杖、泽泻能够促使体内水湿向外排泄，利于减轻体重。荷叶为减肥瘦身要药。橘络具有瘦身作用。莱菔子行气消胀，利于大便的通畅。上述药物作用平和，具有利尿不伤阴，通便不导泻。结合西医学的认知，生山楂、荷叶、玉米须、茵陈、虎杖具有降脂作用，故此方亦能治疗血脂高、动脉硬化的病证。

【使用方法】水煎服，也可以做成丸剂、散剂、膏滋应用。

【使用注意】减肥是一个长期的过程，汤剂一般常人难以坚持，做成膏剂、丸剂更便于服用和坚持。

【加减应用】可以加用具有消脂、活血之品，如三棱、莪术、益母草等，但剂量不能太大。笔者发现泽兰、葛花、枳椇子也具有减肥瘦身作用，可以加用。

【治疗体会】本方是笔者通过多年的临床总结的一首经验方。其组方用药原则是根据通利二便，以保持大小便通畅，进而减肥瘦身。在通导大便方面，既要保持大便通畅，又不能泻下不止，以防损伤正气。在通利小便方面，既要保持小便通畅，又要注意不能通利太过，防止体内水液失去平衡，出现新的病变。

肥胖与痰、湿、气虚等有关。若素食肥甘，好酒色，体肥痰盛，即肥人多痰湿，采用中药减肥，多从健脾、化痰、祛湿等着手，调整人体各脏腑功能，将人体多余的痰、湿、瘀排出体外，恢复人体正常的脏腑功能，从而达到健康减肥的目的。用中药减肥可以从根本上解决肥胖问题。由于肥胖跟个人体质有关，所以有的人怎么吃都不胖，而有的人喝水都胖。中药减肥比西药更安全，纯中药副作用小，不容易反弹，也不用节食。在选用瘦身药物时，不能用峻猛之品，以防止损伤正气，要减肥不可操之过急，否则欲速则不达。

1. 关于饮食瘦身：以节食减肥并不可取，要养成早吃好、午吃饱、晚吃少的饮食习惯。有人喜欢睡懒觉，尤其是冬天，不吃早餐，或因工作性质，来不及吃早餐，这是不对的。①应吃早餐，不吃早餐容易患消化道疾病，因为人经过一夜的睡眠以后，早晨肠内的食物已经消化殆尽，急需补充。早餐要注重营养，早餐一般多选用现成的食物，但要保证营养的摄入，应吃一些营养价值高、少而精的食品。②午餐要吃饱，因为中午不吃饱，晚上必然饿，晚上就会吃得多。③晚餐应清淡，不宜吃得太晚，应控制食量，不应吃得过饱，因多余的热量会转化为脂肪，使人发胖。谚云“马不吃夜草不肥，人不吃夜食不胖”，说的就是因吃夜食导致肥胖。④尽量不吃甜食，糖类会使人发胖。糖类是人体热量的主要来源。经观察，肥胖之人有爱吃甜食的习惯。

2. 关于运动减肥：通过一定的体育运动，使其消耗身体多余脂肪，促进新陈代谢，达到减肥的目的。通常运动量越大，运动时间越长，消耗的糖和脂肪越多，减肥效果越明显。运动虽能消耗人体内的热量，但仅靠运动减肥有时效果并不明显，因为有些人并不适合运动，要想获得持久的减肥效果，运动要平衡，既不能过度，也不要运动不足，以免达不到健身的目的。当一个人的运动量超过了自身生理条件所能承受的能力时，不仅起不到强体健身效果，反而会对身体健康造成危害，甚至因此而丧命。因运动造成的猝死者并不少见。运动，是为了健身，是为了康复，是为了靓丽，是为了幸福，是为了康乐。

3. 主动出汗减肥：通过排汗，减轻体重。同时主动出汗可以控制血压，促进消化，护肤美容，还可以使头脑清晰，增强记忆力，使僵硬的肌肉得到缓解，祛除浮肿，促进新陈代谢，促进气、血、水的循环，清除血栓，使心情舒畅。出汗也不能过度。古人告诫：“常小劳，勿过度。”过度的活动和过度的静逸一样，都对人有害，使人生病，催人早衰、早死，古人认为“逸劳过度者，疾共杀之”。

【病案举例】谢某某，女，本校学生。身高160cm，体重68kg，平时无不适，但给人印象即肥胖，体型不佳，需要减肥瘦身。按标准体重=身高（cm）–105计算，即160–105=55，则标准体重应该是55kg，而现在是68–55=13，体重超标13kg，为肥胖病证，乃以山楂瘦身汤治之。因学生煎药不便，乃熬制膏滋应用。生山楂、橘络、决明子、茯苓皮、莱菔子、大腹皮、虎杖、茵陈各15g，玉米须、冬瓜皮、薏苡仁各30g，泽泻10g，生首乌15g，荷叶30g，僵蚕15克。20剂，清膏。该生将膏滋服用完后，体重逐渐降至54kg，非常满意。

山慈菇解毒汤

【方源】原方载于《中医膏方治验》第125页。

【组成】山慈菇15g，当归15g，赤芍10g，玄参15g，丹参20g，紫草15g，忍冬藤30g，川牛膝15g，凌霄花15g，薏苡仁30g，紫花地丁20g，蒲公英20g，丹皮10g，延胡索15g，地龙15g。

【方歌】慈菇解毒治痛风，归芍二参紫忍冬，牛膝凌霄薏苡丁，土苓蒲丹延地龙。

【功效】清热凉血，活血止痛。

【主治】此方主要用于急性期的痛风病证，以及各种热毒病证引起的肢体红肿热痛。

【方解】治疗痛风，最多采用的方法就是清热解毒，活血化瘀。方中山慈菇清热解毒，消肿散结，具有直接的降血尿酸的作用，为治疗痛风之要药。当归、玄参、忍冬藤含有四妙勇安汤的方义，清热解毒，活血通络。赤芍、丹参、紫草、凌霄花、丹皮、川牛膝、活血化瘀，凉血清热。紫花地丁、蒲公英清热解毒，消肿止痛。延胡索活血止痛，行气散瘀。地龙清热通络，祛湿消肿。薏苡仁清热利湿，消肿降酸。全方重在解毒活血，通络消肿，凉血祛瘀，降低尿酸。

【使用方法】水煎服，或将其熬制成膏滋应用。

【使用注意】熬制膏方时，应用清膏，不可加糖、蜜。将上方做成膏剂服用，便于坚持服用，也便于从根本上解决病痛。

【加减应用】根据临床表现特点，可以灵活加减药物，如湿毒重加土茯苓、萆薢、虎杖；热毒重加金银花、连翘；疼痛甚，经络阻滞加路路通、鸡血藤、大血藤；口干舌燥加知母、天花粉。

【治疗体会】痛风作为病名最早出现于朱震亨《格致余论·痛风》，但其含义与西医学的痛风不同。《万病回春 · 卷五 · 痛风》中载曰："一切痛风，肢节痛者，痛属火，肿属湿。"湿热结聚于体内，灼伤脉络，气血运行不畅，阻滞经络，而易发痛风。痰湿体质人群多嗜食肥甘厚味，如动物内脏、鱼、烧烤等，这些食物大多含有嘌呤成分，为外源性尿酸的重要来源，在一定程度上可促使痛风的发生。

痛风的发生与年龄、性别、职业、酗酒、膳食等有关。自古以来，痛风就被认为是王公贵族和文人墨客的多发疾病。治疗痛风，主要应清热除湿、活血通络。其急性期与丹毒的治疗相似。痛风之病机为湿热痰瘀结聚，阻滞经络气血运行，浊毒停积于筋骨关节，而非风寒湿邪外袭。痛风与嘌呤代谢紊乱及尿酸排泄减少所致的高尿酸血症直接相关，属于代谢性风湿病范畴。痛风和高尿酸血症可并发肾脏病变，且与其他代谢综合征有相关性。

本病病机为先天禀赋或年高肾气不足致使膀胱的气化功能减弱有关，因排泄湿浊毒邪功能差，日久困脾，脾失健运，肾失蒸腾，湿浊内生。无论痰湿体质、湿热体质或血瘀体质等痛风患者，发病之初或因湿阻，或因热结，或因血瘀，然日久湿与热结，热与血结，循环往复，形成湿热痰瘀结聚之势，阻碍气血运行，浊毒留聚筋骨关节，而有红肿热痛、伸屈不利的表现。

治疗痛风，应剔除诱发尿酸增高的因素，很多患者的血尿酸控制不理想，这是诱发痛风的原因，治疗此病，山慈菇乃是治疗痛风的要药，也可以作为食品，长期坚持应用有利于降低血尿酸。

1. 注重凉血解毒：治疗痛风应清热解毒，因痛风发作，表现为关节的红肿热痛，属于热毒征象，当清热解毒。在凉血方面，笔者最喜用紫草、凌霄花，此二药配伍，除能清热凉血、解毒活血外，还具有极佳的消除色素沉着效果，对于老年斑也有明显作用。

2. 注重祛除湿毒：利湿有利于湿毒的排泄，常选用薏苡仁、土茯苓外，还可以加萆薢、泽兰、虎杖等。生薏苡仁可促进尿酸的排出。金樱子改善肾功能，降低尿蛋白。在选药方面如白茅根、茵陈等药物乃为常用之品。百合具有降低尿酸的作用，可以大剂量使用。

3. 控制饮食：症状缓解后，饮食环节很重要，因为多数情况下痛风发作与饮食有关，患者平时还应多饮水，加速排尿，有利于缓解症状，不吃豆制品，不饮啤酒，不吃海鲜。

【病案举例】胡某，男，60 岁。前天在建筑工地行走正常，昨日突然右外踝肿胀，疼痛，不能走路，局部有烧灼感，平时尤其喜欢吃豆制品，口干，舌质偏红，苔微腻，脉微数。乃痛风发作，投山慈菇解毒汤原方，山慈菇 15g，当归 15g，赤芍 10g，玄参 15g，丹参 20g，紫草 15g，忍冬藤 30g，川牛膝 15g，凌霄花 15g，薏苡仁 30g，紫花地丁 20g，蒲公英 20g，丹皮 10g，延胡索 15g，地龙 15g。因患者经济条件受限，希望少开药。4 剂。药服完后，症状全部消失。乃建议保存好处方，以备后用。

谢某某，85 岁，因全身关节疼痛求诊，现尤以颈部、左肩部、腰部疼痛为甚，彻夜不能睡觉，口干喜饮，血糖不高，面部及全身均现深褐色老年斑，小便次数多，量少，舌质淡，苔薄白，脉沉。乃以通筋活络法。黄芪 30g，当归 15g，川芎 10g，三七 10g，延胡索 15g，威灵仙 15g，徐长卿 15g，姜黄 10g，杜仲 15g，续断 15g，石斛 15g，凌霄花 15g，紫草 15g，五加皮 15g。以此方进行加减用药，连服 30 剂，除全身关节疼痛消失外，全身所有老年斑明显消退，尤以面部、前臂部位色斑消退显著。

子仁润肠膏

【方源】原方载于《中医膏方治验》第 75 页。

【组成】麻仁 15g，郁李仁 15g，桃仁 10g，杏仁 15g，瓜蒌仁 15g，柏子仁 15g，决明子 15g，胡麻仁 15g，当归 15g，枳实 10g，生地黄 15g，肉苁蓉 15g，生首乌 15g，莱菔子 15g。

【方歌】子仁润肠麻李桃，杏蒌柏仁决明绕，胡麻归枳地苁蓉，首乌莱菔通便效。

【功效】润肠通便，生津除燥。

【主治】津枯肠燥便秘，口干舌燥，舌红少津。

【方解】本方主要选用植物种子及果仁以濡运大肠，通导大便。方中七仁（麻仁、郁李仁、桃仁、杏仁、瓜蒌仁、柏子仁、胡麻仁）以及决明子、当归、肉苁蓉均能润肠通便，生地黄生津润燥，生首乌泻下通便，用于肠燥便秘，枳实、莱菔子导滞下行，促进排便。诸药合用，具有良好的传导作用。

【使用方法】熬制膏滋或水煎服。

【使用注意】便秘尤以津亏者多见，选用药物时，尽量以平和之品缓缓图治，不可峻猛泻下，尤其是年老体弱之人更不可大剂峻下。

【加减应用】若津液亏损较甚者，加玄参、麦冬增水行舟；若干结如羊屎，兼有气滞者，加厚朴、槟榔降气促排；若体质虚弱，可加大剂量生白术；若大便久未行，可少加牵牛子，剂量控制在5克以内。

【治疗体会】便秘既是一个独立的疾病，也是多种疾病的一个症状。便秘在程度上有轻有重，女性多于男性，老年多于青壮年。便秘患者大部分人常常不去特殊理会，只有一小部分便秘者会就诊，实际上便秘的危害很大。其总的治疗原则是通泻腑实，再结合产生便秘的原因而用药。临床常见热结便秘、冷结便秘、气滞便秘、气虚便秘、血虚便秘、阴虚便秘、阳虚便秘，肠燥津亏便秘。若长期便秘，应用膏方治疗比较好。热结便秘宜清热泻便，寒结便秘宜温通泻便，气滞便秘宜行气通便，气虚便秘宜补气通便，血虚便秘宜养血通便，阴虚便秘宜养阴通便，阳虚便秘宜温阳通便，津亏便秘宜润燥通便。临床尤以津亏便秘多见，应选用滋润之品以濡运大肠，再结合辨证而加味，同时要配伍生津润燥之药，以增强大肠濡运功能，即所谓增水行舟是也。有些药物虽能生津如乌梅、五味子等，因有收敛作用，对于大便秘结者不可随意加用。治疗便秘还应加用行气导滞之品，以促进肠蠕动，笔者尤喜用莱菔子，其下行，有推墙倒壁之功。熬制膏剂时一般以蜂蜜收膏，因蜂蜜具有润肠通便之功。

麻仁具有良好的润肠通便作用，但不能轻易选用麻仁丸，偶尔便秘者用之并无不适，但若老年人习惯性便秘则不可使用之，否则会导致大便更加秘结。临床上对于大黄、芒硝这些药性较为猛烈者不宜轻易选用，临时用之并无妨碍，但一见到大便秘结即投以硝黄者不可取。素体亏虚，津液日损，伤血过多，可导致肠燥津亏，大肠传导失司，大便艰难。此时不宜用峻药攻逐，只需润肠通便。本方选用多味植物的种子、果仁，且富含油脂，濡运大肠以润肠通便，通便时应配伍降气之品，促进肠道传导，应用原则当是润肠通便而不伤津液，补血生津不损正气。

【病案举例】贺某，女，50岁。便秘近10年，4~6天一次，干结，并需服通便药方能排便，否则不能排便，平时略有腹胀，睡眠差，面色不佳，停经4年，舌质偏暗，少津，脉沉。乃投以子仁润肠膏，改膏剂为水煎剂：麻仁 15g，郁李仁 15g，桃仁 10g，杏仁 15g，瓜蒌仁 15g，柏子仁 15g，决明子 15g，胡麻仁 15g，当归 15g，枳实 10g，生地黄 15g，肉苁蓉 15g，生首乌 15g，莱菔子 15g。7 剂，水煎服，患者服用此方后，到第 3 天大便通畅，后每天均能排便，连续服用 14 剂，已能正常排便，感觉良好。

四画

天麻降压汤

【方源】原方载于《中医膏方治验》第 47 页。

【组成】天麻 15g，钩藤 15g，菊花 15g，杜仲 15g，决明子 15g，白芍 15g，牛膝 15g，枣仁 30g，桑叶 15g，夏枯草 15g，桑寄生 15g，龟甲 30g。

【方歌】天麻降压钩藤菊，杜仲决明芍牛膝，枣仁桑叶夏枯草，寄生龟甲消眩疾。

【功效】滋养肝肾，平抑肝阳。

【主治】高血压所致头痛眩晕，烦躁易怒，腰膝酸软，睡眠不佳。

【方解】上方中的药物均能降压，有利于调节身体阴阳失衡。天麻、钩藤平降肝阳，二药配伍，作用增强，桑叶、菊花、决明子、夏枯草清肝明目，对于肝阳上亢、风热上攻、肝火上炎以及肝肾精血不足所致头风头眩，目赤肿痛，目暗昏花均有良好效果，杜仲、桑寄生、龟甲补益肝肾，强身健体，尤宜于体虚者应用，白芍平抑肝阳，补益肝血，牛膝引血下行，酸枣仁养血安神，全方共奏平降肝阳、补益肝肾之功。

【使用方法】上方可以水煎服，但以应用膏方为宜，若熬制膏剂，应为清膏，若嫌味苦，宜稍加蜜，不可太甜。

【使用注意】对于高血压患者，使用降压中药应以缓缓图治为宜，不可大剂、猛剂进行降压，以防适得其反。

【加减应用】若血压过高，应加用重镇降压之品，相对而言，矿物药、动物药降压作用较强，可以适当选用。根据临床辨证来看，夹杂有痰者，应适当加用化痰之品，如半夏、陈皮、茯苓、甘草、枳实、天南星等药。根据现在的认识，具有降压作用的药物如石决明、代赭石、龙骨、牡蛎等可以灵活选用。

【治疗体会】高血压的发生是由肝、肾、心三脏阴阳的消长失去平衡所致，病理机制是本虚标实，尤其是以阴虚阳亢者最多见。早期宜平肝潜阳，中期宜滋阴潜阳，后期宜滋补肝肾、育阴潜阳，并结合辨证随兼症不同而加减用药。

高血压的根本病因病机是脏腑机能失调，主要有阴虚、瘀滞、痰湿、火旺等，阴虚则阳亢，正虚邪实混杂，可以辨病与辨证相结合进行治疗。高血压治则以育阴、补益肝肾为主，需要较长时间服药，不轻易选用收涩品，因为收涩药会导致血管收缩，血压升高。应适宜配伍安神之品，因为安神药能平静血压，上方立法原则即如此。

脏腑阴阳平衡失调，表现在阴虚和阳亢两方面病变，肝阳上亢久延可致伤阴，发展为肝肾阴虚；而肝肾阴虚，阴不制阳，又可导致肝阳上亢，两者之间互为联系、演变，故其病理中心以阴虚阳亢为主，表现为下虚上实之候，后期阴伤及阳，可致阴阳两虚。故治疗应注意调理肝肾阴阳。

【病案举例】胡某，女，63岁。患高血压10年，血压波动在150~180/80~100mmHg，收缩压最高时达200mmHg。现头昏，时有眩晕，情绪不好，睡眠不佳，原有颈椎病，有时右手指发麻，舌质略偏红，苔少，脉微弦。乃以天麻降压汤原方加用治疗颈椎病的药物：天麻15g，钩藤15g，菊花15g，杜仲15g，决明子15g，白芍15g，牛膝15g，枣仁30g，桑叶15g，夏枯草15g，桑寄生15g，龟甲30g，黄芪30g，桑枝30g，当归15g。患者连续服用10剂，自我感觉头晕头胀感明显减轻，睡眠亦改善，后断断续续用药，血压基本稳定在140~150/80~90mmHg，无身体不适。

天麻祛风汤

【方源】此方为治疗小儿多动症的一首经验方。原方载于《中医膏方治验》第176页。

【组成】黄芪20g，太子参10g，白术10g，陈皮10g，茯苓15g，山药15g，僵蚕15g，砂仁6g，合欢皮15g，地龙10g，夜交藤30g，钩藤15g，蝉蜕10g，枣仁20g，鸡内金15g，炙远志10g，莲子15g，防风10g，炙甘草10g。

【方歌】天麻祛风芪异功（党参、白术、茯苓、炙甘草、陈皮），山药僵砂合地龙，交藤钩藤蝉枣仁，内金远志莲防风。

【功效】健脾调肝，祛风止痉。

【主治】小儿多动症，如挤眼，眨眼，斜眼，面部肌肉抽动，扬眉，皱眉，龇牙，咧嘴，缩鼻，点头，摇头，扭脖子，耸肩，握拳，扭腰，踢腿，蹦跳，拍打自己等。

【方解】本方以祛风、息风止痉为主，治疗小儿多动病证。方中黄芪补气，因小儿气虚为本，又以参苓白术散方义（太子参、白术、陈皮、茯苓、山药、砂仁、莲子、炙甘草）调理脾胃，促进运化，僵蚕、地龙、蝉蜕平肝息风，钩藤、防风祛风止痉，合欢皮、夜交藤、酸枣仁、远志安神定志，鸡内金促进运化。诸药合用，共奏调理肝脾、止痉安神之效。

【使用方法】将上述诸药熬制成膏滋服用。亦可作煎剂使用。

【使用注意】本方以膏剂服用为佳，因小儿不耐苦药，且容易伤脾胃，因膏方口感好，服用方便，便于坚持。

【加减应用】若脾胃功能不好，食少纳差，再加炒二芽、大枣、神曲、鸡内金健脾消食，促进运化。

【治疗体会】小儿多动症是一种小儿自限性疾病，随年龄增长，部分患儿可自愈，也有患儿的症状延续至成年。治与不治，早治与晚治，在疗效和预后上，有显著的差异。此病又称小儿抽动秽语综合征，是以慢性、波动性、多发性运动肌的快速抽动，并伴有不自主发声和语言障碍为主要特征的一种复杂的慢性神经精神障碍性疾病。此病通常起病于6岁以前，学龄期症状明显，随年龄增大逐渐好转。部分病例可延续到成年。此病是一种心理行为障碍，患了多动症后，尤其是重症，如果不能得到及时的诊断和治疗，病情会逐渐加重，也给家庭和社会带来沉重的负担。多动症以年龄小治疗效果好。小儿多发性抽动症常可见风、痰、火、瘀等病理产物为患，但究其根本，多与肝脾不调、风痰阻络有关。临床诊治本病时，以调肝理脾为法，宜养肝柔肝、平降肝阳，合健脾益气、理脾和中，配以化痰息风祛瘀之药，临床效果良好。

笔者认为多动症病变部位主要责之肝脾两个脏器。属肝者，因多动乃属于风证，应以祛风、息风为主，也与脾胃功能失调有关，患多动症的小儿一般纳食不佳，所以治疗上要从肝脾入手。在祛风方面，不能峻猛投药，可以选用天麻、僵蚕、钩藤、蝉蜕等，不宜轻易使用诸如蜈蚣、全蝎等猛药。在健脾方面，也只宜药性温和者，不用猛药，因小儿身体比较细嫩，需缓缓图治，不能操之过急。同时在熬制膏方时，宜配伍安神之品，多选用植物类药材，小儿不宜选用重镇安神药，保证小儿睡眠对于改善病变有帮助，但又不能睡眠太甚。在心理治疗方面，恰当应用表扬和鼓励的方式可以提高患者的自信心和自觉性。

【病案举例】魏某，男，5岁半。患多动症近1年，经常不由自主地眨眼，做怪动作，时时吼叫，注意力不集中，现消瘦，纳食不佳，大便每日一行，睡眠不佳，易惊醒，舌质淡苔薄白，脉沉。辨证为脾胃虚弱，肝风内动，拟健运脾胃，祛风止痉法。党参10g，炙黄芪20g，白术10g，陈皮10g，茯苓15g，山药15g，莲子15g，砂仁6g，炒二芽各10g，鸡内金15g，大枣15g，炙甘草10g，神曲15g，僵蚕15g，蝉蜕10g，防风10g，夜交藤30g，天麻15g，钩藤15g，枣仁20g，炙远志10g，合欢皮15g，地龙 10g。蜜收膏。患者连续服用 2 个月后，多动症的症状全部消失，现无恙。上方中虽然笔者使用了党参，但多数情况下宜选用太子参。笔者认为党参会使人长胖，此患儿因较消瘦，故改用之。

车前止泻汤

【方源】此方为治疗泄泻的一首经验方。原方载于《中医膏方治验》第 72 页。

【组成】车前子 15g，白术 15g，白芍 15g，陈皮 15g，防风 10g，党参 15g，茯苓 15g，薏苡仁 30g，莲子 15g，山药 15g，扁豆 15g，砂仁 6g，桔梗 10g，大枣 15g，甘草 10g。

【方歌】车前止泻治便溏，利湿健脾痛泻方，参苓白术一起用，分消走泄身无恙。

【功效】健脾祛湿，培补中气。

【主治】脾胃虚弱，饮食不进，多困少力，精神不振，泄泻便溏。

【方解】治疗泄泻要利其小便，方中车前子利湿祛浊，通利小便，使后阴湿邪从前阴排泄，即利小便实大便是也。方中含有痛泻要方（白术、白芍、陈皮、防风）调和肝脾，祛湿止泻，主治脾虚肝旺泄泻，肠鸣腹痛，泻必腹痛，泻后痛缓，亦含有参苓白术散方义（白术、陈皮、党参、茯苓、薏苡仁、莲子、山药、扁豆、砂仁、桔梗、大枣、甘草）补益脾胃，健运中州，又能渗湿止泻。诸药配伍，达到健脾祛湿、补益中气、利水祛浊、调理中州的作用。

【使用方法】水煎服，或熬制成膏剂应用。

【使用注意】上方治疗泄泻，主要针对脾胃、肝胆病变而立，尤以脾胃病变所致泄泻多见，临床也有因肾的病变所致的泄泻者，应结合具体病情来选用药物。

【加减应用】若久泻不止，加石榴皮 15g，芡实粉 20g，纳差食少，加炒麦芽、神曲、焦山楂；兼里寒、腹痛，加干姜、肉桂；咳痰色白量多，加半夏、陈皮。若肾虚可以合四神丸同用。泄泻症情较重者，可以加强利水之品，如泽泻、猪苓等。

【治疗体会】泄泻一年四季均可以发生，但以夏秋季较为多见，其发病原因较为复杂，泄泻之根本，无不由于脾胃。泄泻既是一种独立的疾病，也是很多疾病的一个共同表现。泄泻无论是久泻或新泻，不仅影响正常作息，还严重影响身体健康，尤其是久泻，容易被忽视，要及时找出病因，对症下药。治疗泄泻一般要通利小便，所谓治泻不利小便，非其治也。从辨证来看，主要分为：①脾虚泄泻：表现为大便稀薄，或面目及四肢浮肿，腹部胀满，饮食不思，神疲肢乏，若女子行经期或行经之前，经行量多，经色淡浅，经质稀薄。传统使用参苓白术散。②肾虚型：表现为头昏耳鸣，肢冷畏寒，经行大便泄泻，或清晨起床泄泻不止，腰骶酸软。传统使用金匮肾气丸加味。治疗泄泻，最多使用分消走泄之法。临床治疗便溏腹泻，需要通利小便，使水湿从前阴而出，以减轻后阴的水分，从而达到治疗作用。以车前子主治泄泻最常用。使用车前子时剂量应适当加大。

【病案举例】蔡某，女，55 岁。腹泻 20 年，情绪不佳即腹泻，每日 3~4 次，胃脘疼痛，精神疲倦，睡眠不佳，右侧胁下疼痛，心情不畅，舌质淡，苔薄白，有齿印。平时不敢轻易出门，以免临时找不到厕所。西医诊断为慢性结肠炎，曾服多种中西药但效果并不明显。考虑到乃为慢性疾患，建议患者服用膏滋，乃以车前止泻汤加味改成膏滋应用。车前子 20g，白术 15g，白芍 15g，陈皮 15g，防风 10g，党参 15g，茯苓 15g，薏苡仁 30g，莲子 15g，山药 15g，扁豆 15g，砂仁 6g，桔梗 10g，大枣 15g，柴胡 6g，香附 15g，郁金 15g，炒二芽各 15g，当归 15g，佛手 15g，甘草 10g，阿胶 15g。10 剂，木糖醇收膏。患者服用此药后，腹泻逐渐减少，大便现已一日 1 次，无腹痛现象，自述基本痊愈。

牙痛漱口液

【方源】原方载于《医药与保健》2004年第4期第40页。某日，一患者求诊于笔者，谓牙痛已3日，肿胀，不能食物，已连续用抗生素仍疼痛不已，乃诊之，为风火牙痛，为速止痛，考虑到需泻肝火尚应辨证用药，乃书：防风、白芷、细辛、龙胆草各3g，泡开水代茶饮，因嫌其苦，乃以其漱口，约1小时后患者牙痛即逐渐减轻，乃嘱其连续漱口，后慢慢适应，仍以其代茶饮，第2日即完全痛止肿消能食物。自此，笔者每遇牙痛患者，则以此方治之，竟均能收效。

【组成】细辛、防风、白芷、龙胆草各等量。

【方歌】牙痛漱口用细辛，白芷防风龙胆均，四药少量开水泡，凡遇牙痛此方灵。

【功效】祛风止痛，泻火消肿。

【主治】各种原因所导致的牙痛，如虫牙疼痛，风火牙痛。

【方解】方中细辛、防风、白芷具有祛风止痛作用，用于多种原因所致牙痛，细辛乃是治疗牙痛要药，其应用方法可以将细辛咬在痛牙上，能很快达到止痛作用，从现在对其作用的认知来看，其具有麻醉作用。白芷为治疗牙痛之常用药物，祛风作用好，同时亦能消肿排脓。防风祛风，善治头面部疾患。龙胆草清泻肝火，尤宜于肝火旺盛所致牙痛，全方的药物组成虽简单，但配伍应用，适应于各种牙痛病证。

【使用方法】上述四药，泡水漱口，也可以含后吞下，但因为较苦，多含漱。亦可代茶饮。

【使用注意】剂量不宜太大，一般每次泡用各1~3g即可。

【加减应用】根据临床情况，可以加徐长卿，因此药也具有祛风止痛之效。

【治疗体会】此方治疗牙痛，效果很好，且因为药物简单，药量少，容易被患者接受。从临床来看，其中所述四药，白芷、细辛为治牙痛常用药物，而防风当以祛风为主，治牙痛重在祛风，无论是风火牙痛抑或是虚火牙痛，均应如此。所以防风治牙痛，效果也极好。方中四药同用，可以达到祛风止痛、泻火消肿的作用。另外，因龙胆草味极苦，以漱口为宜。

俗语说“牙痛不是病，痛起来真要命”，其实牙痛可能有多种原因，根据中医的辨证分析来看，常见有风火牙痛、胃火牙痛、虚火牙痛，多因平素口腔不洁或过食膏粱厚味，胃腑积热上冲，或风火邪毒侵犯伤及牙齿，或肾阴亏损、虚火上炎、灼烁牙龈等引起。齿为骨之余，龈为胃之络，一般是从胃和肾进行治疗。而此方牙痛漱口液是外治之法，重在临时止痛，当牙痛止住之后，还要从内治方面进行调理。对于因某些疾病引起的牙痛，虽可减轻一时的疼痛，但止痛不等于治疗。

民间有许多快速止牙痛之法，可以应用，如用花椒 1 枚，噙于龋齿处，疼痛即可缓解。丁香花 1 朵，用牙咬碎，填入龋齿空隙，牙痛可止。用盐水或酒漱口，也可减轻或止牙痛。

保护牙齿要均衡饮食，避免吃零食，对坚固牙齿十分有利。不吃零食，特别是糖果或者甜饮料、面包、糕点，因糖分可以转化为酸，而酸可能破坏牙齿表面的釉质。而本身属于酸性的食品会增加龋齿的危险。常饮茶水，因茶叶中含氟，有预防龋齿的作用，茶水漱口可收到护齿和清洁口腔的作用。也可以用淡盐水漱口。

【病案举例】患者高某，本校学生。近 2 日感左边下齿疼痛，问及具体痛点则表述不清，不能咀嚼，讲话亦感疼痛，遇热遇冷均感不适，乃处方上药各 4g，嘱其各取少许（各 1g 左右）以开水泡之，频饮服，2 小时后痛止。

止痛效神汤

【方源】此方为治疗头痛的一首经验方。原方载于《中医膏方治验》第 113 页。

【组成】延胡索 15g，桃仁 10g，红花 10g，当归 15g，白芍 15g，赤芍 10g，川芎 10g，生地黄 15g，蔓荆子 10g，藁本 10g，葛根 15g，白芷 10g，荆芥 10g，防风 10g，菊花 15g，桑叶 15g，羌活 10g。

【方歌】止痛效神用荆防，桃红四物葛蔓羌，菊桑延胡藁白芷，各种头痛悉能康。

【功效】祛风止痛，活血通络。

【主治】本方为治疗风邪头痛为主的基本方。①风寒头痛：感受风寒邪气，起病较急，头痛为重，以前额及两侧头痛为主，常牵连颈项部拘急感，遇风寒时头痛即加重。②风湿头痛：头痛多偏于一侧，或左右交替发作，或头重如裹，头胀痛、刺痛或搏动性疼痛，伴四肢沉重、胸胁满闷、全身困倦酸痛或有恶心呕吐。③风热头痛：起病急、头痛重，伴有头沉和灼热感，常有发烧，头中觉热，喜凉风，热重时口渴，咽干痛，鼻流浊涕或有牙痛，小便赤黄，大便秘结。

【方解】此方善治多种头痛，包括血瘀、风寒、风热、风湿头痛。方中延胡索为止痛要药，除善治头痛外，亦主治身体其他各个部位疼痛，凡治头痛者不可少，同时配伍桃红四物汤（桃仁、红花、当归、白芍、赤芍、川芎、生地黄）活血养血止痛。高巅之上，惟风可达，故用诸多祛风之品如蔓荆子、藁本、白芷、荆芥、防风、菊花、桑叶、羌活、葛根祛风止痛，用治风寒、风热等多种疼痛，根据药物各自特点，若肝火旺盛头痛者，可以加重桑叶、菊花剂量，若血瘀堵塞，加重葛根剂量，再结合部位用药，如前额头痛加重白芷剂量，巅顶头痛，加重藁本剂量等等。若伴随有热证者，可以合九味羌活汤方义应用。

【使用方法】水煎服，或熬制成膏滋服用。

【使用注意】使用辛燥之品，要防其伤阴，又不宜太滋腻，以防恋邪。此方宜饭后服用。

【加减应用】因鼻塞流清涕，加苍耳、辛夷散寒通窍；肝阳上亢头痛加天麻、钩藤以平冲降逆；肝火旺盛加黄芩、牛膝、山栀以清肝火；痰浊头痛加半夏、茯苓、陈皮，令痰浊去则清阳升而头痛减；久病气血不足，头痛绵绵，时发时止，越累越痛，倦怠无力，自汗畏寒，可加黄芪、人参以益气；血虚头痛常见头晕，面色苍白、无光泽，心悸等，加人参、鸡血藤补气以生血；头痛甚者，加全蝎以祛除风邪，活络止痛。

【治疗体会】头痛可以突然发作，或反复发作，持续时间可以数分钟、数小时、数天或数周不等。外感头痛，一般发病较急，病势较剧，多表现掣痛、跳痛、胀痛、重痛、痛无休止，每因外邪所致。内伤头痛，一般起病缓慢，痛势较缓，多表现隐痛、空痛、昏痛、痛势悠悠，遇劳则剧，时作时止。

头痛应辨内外虚实，治疗亦相应采用补虚泻实。外感头痛以祛邪止痛为主，分辨兼夹之邪而分别祛风、散寒、化湿、清热治之，强调风药的使用。内伤头痛补虚为要，视其虚实性质，分别治以补肾、益气、养血、化痰、祛瘀为治。在辨证基础上，根据病变的脏腑经络，选加引经药效果较好，除服药外还可配合针灸及外治法等，常可提高疗效。笔者拟一通用方，再根据情况辨证用药。产生痛的原因主要是不通则痛和不荣则痛两种情况，头痛也不例外。

治疗顽固性头痛，尤以全蝎作用好，可以单用研粉入胶囊吞服。将鲜白萝卜捣烂挤汁，滴鼻，在滴液中也可溶入少许冰片再用，滴后应保待20分钟内汁不外流，一日2次，此方载于《苏沈良方·卷七》，试之有效。

【病案举例】张某，女，63岁，头痛20年，具体部位表述不清，无固定部位，平时头部怕风，尤其是冬季需要戴帽，否则即发头痛，睡眠不佳，时时汗出，疲倦乏力，精神不振，检查未见器质性病变，曾服中药但效果不显，舌质淡，苔薄白，脉沉。患者因病程长，久病必瘀，应祛风散寒，化瘀止痛，兼止汗，乃直接用膏滋。处方：延胡索 15g，桃仁 10g，红花 10g，当归 15g，白芍 15g，赤芍 10g，川芎 10g，生地黄 15g，蔓荆子 10g，藁本 10g，葛根 15g，白芷 10g，荆芥 10g，防风 10g，菊花 15g，桑叶 15g，羌活 10g，黄芪 30g，防风 10g，白术 15g，浮小麦 30g，太子参 15g，麻黄根 10g。10 剂，收膏。患者将此膏服完后，头痛消失，头部也不怕风，自我感觉良好。

丹参活血汤

【方源】此为笔者用治胸痹、冠心病的一首经验方。原方载于《中医膏方治验》第 51 页。

【组成】丹参 20g，生山楂 15g，葛根 15g，当归 15g，赤芍 10g，桃仁 10g，红花 10g，川芎 10g，生晒参 15g，桂枝 10g，黄芪 30g，延胡索 15g，瓜蒌 15g，薤白 10g，枳实 10g，炙甘草 10g。

【方歌】丹参活血治胸痹，归芍桃红参桂芪，蒌薤枳延楂葛根，芎草化瘀尚益气。

【功效】行气化瘀，益气通脉。

【主治】用于瘀血内阻胸部，气机郁滞所致病证，如胸痹心痛，痛如针刺，且有定处，心悸怔忡，失眠多梦，急躁易怒等。亦用于胸部挫伤，脑血栓形成，血栓闭塞性脉管炎、脑震荡后遗症之头痛等属血瘀气滞病证者。

【方解】丹参活血汤是笔者多年来总结的一首治疗心血管疾病的方子。方中当归、川芎、赤芍、桃仁、红花、枳实含血府逐瘀汤方义，具有活血化瘀、行气止痛之功效，主治胸中血瘀证，日久不愈，痛如针刺而有定处，丹参、葛根、生山楂、延胡索活血化瘀，葛根尚能扩张血管，延胡索尤为止痛要药，生晒参、黄芪益气强心，瓜蒌、薤白宽胸理气，桂枝温通心阳，甘草调和诸药。合而用之，达到益气活血、温通心阳之作用。

【使用方法】以此熬制成膏滋服用，因冠心病需要一段时间用药方能达到疗效，不可操之过急。收膏时加用阿胶。亦可以水煎服用。

【使用注意】因胸痹多发于年老之人，须时时固护正气，在使用攻伐之品时，应充分考虑到年龄、体质、病程方面的客观情况选用药物。

【加减应用】若胸闷疼痛，加三七活血止痛；心胸憋闷加檀香、沉香；时时叹气，多有气虚现象，加重人参量。

【治疗体会】现在认为胸痹的产生与高血压、血脂异常、糖尿病、肥胖、痛风、饮食、寒冷刺激、不良情绪、遗传因素、年龄、性别、吸烟、不运动等因素有关。冠心病是中老年人的常见病和多发病，患者平时容易疲倦乏力，四肢沉重，食欲不振，痰多气短，失眠心烦、心悸头晕、腰膝酸软等。若冠心病发作则出现胸部压迫窒息感、闷胀感、剧烈的烧灼样疼痛，疼痛常放射至左肩、左臂前内侧直至小指与无名指，疼痛在心脏负担加重时出现。

胸痹者，脉络不通，气虚血瘀或气滞血瘀，是此病的主要病理基础。活血化瘀是治疗冠心病的通则，但同时又不能忽视气虚、痰浊、湿阻的现象，往往需要祛痰浊、利水湿与活血化瘀并重，因湿、痰不除，胸阳难复，所以在加减药中，要祛浊化痰。本病乃本虚标实，五脏虚损是病之本，包括气虚、阴虚、阳虚和阳脱，而气滞、血瘀、痰浊、寒凝是病之际。采用活血化瘀、补气活血、温经散寒、化痰通络法具有良好的效果。活血化瘀方药可贯穿于冠心病的整个治疗过程，但并不拘泥于血瘀证，故忌长期峻投化瘀之品。益气活血时，益气药量应大于活血药，以取气帅血行。理气活血时，活血药量常应大于理气药剂量，以取气行血行，调理气机于轻灵之中。尤其是冠心病从痰论治，需分辨虚实，根据临床总结，苔薄为虚，苔腻为实。虚者以气虚为主，伴心悸气短，神疲腰酸，肾亏；实者以痰浊瘀血为主，伴有气滞，懑闷纳呆，尿黄便干。治疗心脏功能不好、冠心病、血脂异常，笔者常用三七、丹参、生晒参（或西洋参）各等量，共研粉，每天取5~8g内服，具有益气化瘀通络的作用，坚持应用，可以防止冠心病发作。

【病案举例】陈某，男，65岁。因冠心病做支架后，现气短乏力，胸闷不适，精神疲倦，睡眠不佳，稍活动甚即汗出，心情不畅，舌质暗，苔少，脉沉无力。考虑年老体弱，以丹参活血汤加味收膏应用。丹参20g，生山楂15g，葛根15g，当归15g，赤芍10g，桃仁10g，红花10g，川芎10g，生晒参15g，桂枝10g，黄芪30g，延胡索15g，瓜蒌15g，薤白10g，枳实10g，酸枣仁30g，合欢皮15g，茯神15g，绞股蓝30g，灵芝30g，红景天30g，大枣15g，炙甘草10g，阿胶15g。10剂。熬制成膏剂服用。患者述服药后精神明显好转，睡眠转佳，偶尔略有胸闷，较用药前体质有很大改善。

六生液

【方源】原方载于《中医外治杂志》2003年第4期第10页。

【组成】生川乌30g，生草乌30g，生马钱子10g，生半夏30g，生南星30g，生狼毒30g，樟脑10g。

【方歌】六生液用川草乌，南星马钱与狼毒，半夏樟脑全生用，外洗外泡痹痛无。

【功效】散寒止痛，消肿散结。

【主治】风湿痹痛，骨质增生，寒性疼痛。

【方解】方中所选药物全部是毒药，因都是用的生品，故名六生液。川乌、草乌祛风散寒止痛，凡阴寒内盛所致疼痛效果尤佳。《长沙药解·卷四·乌头》云："开关节而去湿寒，通经络而逐冷痹，消腿膝肿疼，除心腹痞痛，治寒疝最良，疗脚气绝佳。""乌头燥湿下行，其性疏利迅速，开通关腠，驱逐寒湿之力最捷，凡历节脚气，寒疝冷积，心腹疼痛之类，并有良功。"生马钱子止痛作用强，具有透达筋骨之功，乃止疼痛要药；生南星、生半夏、生狼毒散结止痛。方中另加樟脑是为了促使药物更好地吸收，加强透皮作用而应用，李时珍《本草纲目·卷三十四》认为樟脑具有"通关窍、利滞气"的作用。全方合用，具有良好的止痛之功，用于多个部位的疼痛病证。

方中将乌头与半夏同用，属于配伍禁忌，通过长期的临床观察，将其同时外用，不内服，并无不良反应。古方亦有将其同用的先例，如《仙拈集·卷四》之麻药散（川乌、草乌、生半夏、生南星、胡椒、蟾酥）、《证治准绳·疡医·卷六》之麻药（川乌、草乌、南星、半夏、川椒）等。

【使用方法】将前 6 味药煎开后再煎 30 分钟，倒出药液，投入樟脑，趁热以毛巾蘸药液外敷病变部位，或直接用热水外泡，若水凉后再加热，此药可反复应用，若不外用于前阴、后阴，一般在夏季连用 2~3 天，冬季可连用 3~4 天。此方还可以制成药液外搽。制作方法：先将前 6 味药浸泡在麻油中 2~3 天，入铁锅中将药炸枯，去药渣，过滤，浓缩，加入樟脑搅匀，装瓶备用，每次以少许药液抹搽，直至局部发热为度。

【使用注意】此方有剧毒，严禁内服，严禁入口、入眼。皮肤有外伤者不宜应用。

【加减应用】若多个部位有病变，药物偏少，可以加麻黄 30g，桂枝 30g，艾叶 50g，黄精 30g。

【治疗体会】本方采用中药浸泡局部，可有效地促进药用部位处血液循环，起到祛风除湿、活血止痛的作用，其疗效极佳。骨质增生乃是常见病症，此病属于痹症、骨痹的范畴。多由于气血不足，肝肾亏虚，风寒湿邪侵入骨络或跌仆闪挫，伤损骨络，以致气血瘀滞，运行失畅，不通则痛。此方可用于退变性关节病、增生性骨关节炎、老年性关节炎、肥大性关节炎。由于构成关节的软骨、椎间盘、韧带等软组织变性、退化，关节边缘形成骨刺，出现骨破坏，引起继发性的骨质增生，导致关节变形，引起关节疼痛，活动受限等。对于骨质增生的治疗，从内服用药来说，治则以补肾健骨、扶正祛邪、活血化瘀、软坚消肿、疏通经络等法为要。而根据笔者的临床体验，外用药物可以直达病所，效果显著。六生液用治跟骨病变，效果尤佳。对于其他部位的骨质增生、各种无菌性炎症，外用此方也能取到良好的止痛作用。

骨质增生病变以从事重体力劳动、运动员、久坐、久立之人发病率高，可以因运动和劳动多，关节磨损重，使关节产生退行性骨变。一般以 60 岁以上的人更容易导致膝关节以下病变。也可以因活动少，导致气血运行不畅所致。所以既要适度运动，又不要过度运动。尽量避免受寒，否则会加重疼痛。在运动时要注意量和度，因运动可以促进气血运行，可增进骨骼的营养，但不可过量运动、过度运动。笔者认为对于骨质增生所引起的疼痛，不要轻易应用激素。

【病案举例】张某，女，70 岁。某高校退休职工。两膝关节疼痛半年余，每行走稍快即感疼痛，不能上下楼梯，其疼痛点位于膝关节周围，但表述不清具体部位，受寒则更甚，经诊断为老年性膝关节炎，曾以封闭治疗未见效果。余乃投以六生液 3 剂，煎水热敷，每剂药用 3 天，连用 3 剂后疼痛完全消失，行走自如。

五画

龙牡涩精膏

【方源】此方乃是治疗早泄、滑精的一首经验方。原方载于《中医膏方治验》第106页。

【组成】煅龙骨20g，煅牡蛎20g，莲须10g，莲子心10g，莲子15g，山茱萸15g，熟地黄15g，山药15g，茯苓15g，丹皮10g，泽泻10g，五味子10g，芡实15g，金樱子10g，覆盆子10g，沙苑子15g，菟丝子15g，桑螵蛸15g。

【方歌】龙牡涩精膏三莲，六味地黄五味芡，金樱覆盆沙苑子，早泄菟丝螵蛸联。

【功效】收敛固精，培补肾气。

【主治】遗精早泄，腰膝酸软，精液较清稀，疲倦乏力，亦治小便频数。

【方解】此方主治遗精、滑精。方中龙骨、牡蛎收敛固涩，涩精止遗，固护作用强，凡滑泻病证为常药；山茱萸、熟地黄、山药、茯苓、丹皮、泽泻即六味地黄丸，主治肾虚精关不固，伴随腰膝酸软，疲倦乏力；莲子心清心降火，防止火邪扰乱精室，莲子、芡实补益脾肾，培补正气，莲须涩精，莲心、莲子、莲须虽同出一物，各有分途，合用以殊途同归；五味子、金樱子、覆盆子固涩精关；沙苑子、菟丝子、桑螵蛸温助肾阳，补益肾气，桑螵蛸尤为涩精要药。上述诸药配伍应用，达到扶助正气、固涩精关的作用。

【使用方法】将上述药物以此比例收膏服用，亦可以煎剂应用。

【使用注意】湿热病证者不宜使用。

【加减应用】相火亢进加知母、黄柏各10g，取知柏地黄汤之意，以补益肝肾，滋阴降火；肾气不固加枸杞 15g，肉桂 3g，附子 10g，取金匮肾气丸之意，以滋肾阴，温肾阳，益肾气；心脾亏虚加人参 10g，黄芪 30g，以益气补血，健脾养心；肝经湿热加车前子 15g，黄芩 10g，取龙胆泻肝汤之意，以清泄肝胆，祛除湿热；肝气郁结型，加合欢皮 15g，薄荷 6g，香附 15g，以疏肝解郁，和中理气。

【治疗体会】中医治疗早泄、遗精同样采用辨证论治的方法，尤以补虚固涩、祛邪固精为基本原则。一般将其分为相火亢盛型、肾气不固型、心脾亏虚型、肝经湿热型、肝气郁结型进行辨证治疗。此方与桑螵蛸固精膏作用相似，所组方药均以收敛固精、培补肾气为法。早泄发生的原因与心、肝、肾密切。若心火亢盛，扰乱精室，导致早泄；若肝气郁结而不能正常发挥疏泄功能，则肝失条达，精关不能正常启闭，最终引发早泄；若肾虚不固，封藏无力，精液不能正常闭藏于体内，进而溢出，病久则肾水亏虚于下，不能在蒸腾汽化作用下上济于心火，出现心肾水火既济失调，进而导致虚火扰乱精室，故精液遗泄。所以心神不宁，肝失疏泄，肾气不固导致机体阴阳失衡，引起早泄。治疗方面应围绕降心火、疏肝郁、固精关而立法处方。基本法则是补益肝肾，调理阴阳，固涩精关。

【病案举例】胡某，男，25 岁。婚后 1 年，出现早泄，每次行房不到 1 分钟，未生育，现精神压力大，时时担心家庭出现变故，舌脉无异常，要求从根本上解决早泄。乃以龙牡涩精膏加味。煅龙骨 20g，煅牡蛎 20g，莲须 10g，莲子心 10g，莲子 15g，山茱萸 15g，熟地黄 15g，山药 15g，茯苓 15g，丹皮 10g，泽泻 10g，五味子 10g，芡实 15g，金樱子 10g，覆盆子 10g，沙苑子 15g，菟丝子 15g，桑螵蛸 15g，淫羊藿 15g，巴戟天 15g，枸杞 15g，车前子 15g，蛇床子 15g，黄精 15g，鹿胶 15g，益智仁 10g，补骨脂 15g，红参 15g。10 剂，蜜收膏。患者将此膏剂服用完，自我感觉良好，能控制行房时间，早泄的现象基本消失，达到满意的效果。

四百二冬膏

【方源】原方载于《中药谚语集成》第 144 页。是将百合等 4 味药，俗称四百（或四白）与麦冬、天冬（俗称二冬）组方，熬制成糖浆剂成膏状，故名。

【组成】百合 100g，百部 100g，白及 100g，白果 50g，天冬 50g，麦冬 100g。

【方歌】四百二冬润肺膏，百合百部二冬绕，白及白果共敛肺，阴虚肺燥此方妙。

【功效】生津润燥，补肺养阴。

【主治】阴虚肺燥咳嗽，痰少，尤其是适宜肺结核所致咳嗽，痰中带血。

【方解】此方以养阴润肺为主，主治肺阴虚所致病证，诸如干咳少痰，五心烦热，潮热盗汗。方中百合、百部润肺止咳，白及收敛止血，善于止肺部出血病症，白果收敛肺气，用于久久咳嗽喘气，麦冬、天冬滋阴润燥，尤宜于燥邪伤阴所致咳嗽，咽部痒感明显。将其熬膏剂应用，既便于服用，也便于坚持应用。

【使用方法】将上面 6 味药连续煎 3 遍，将所煎的 3 遍药液兑在一起，过滤，沉淀，取上清液浓缩，再加蜂蜜收膏即成，每次取适量膏剂用开水冲服。也可用上述药煎汤内服。

【使用注意】若肺寒咳嗽、湿痰多者不宜使用。

【加减应用】若咳嗽较重，可以加润肺止咳药物如炙紫菀、炙冬花、炙枇杷叶等。

【治疗体会】咳嗽是最常见的疾病症状之一，一年四季均可发生，秋天的咳嗽大多为燥咳。常见咳嗽有多种，如风寒咳嗽、风热咳嗽、燥热咳嗽、痰湿咳嗽、阴伤咳嗽、气虚咳嗽。咳嗽能将呼吸道内的痰液、异物排出，从而保持呼吸道的清洁和通畅，利于身体健康。本方由养阴清热、滋阴润燥的药物组成，其中百合、麦冬、天冬具有养阴生津润燥作用，尤对于肺阴不足、肺燥者有效。百部有直接杀灭结核杆菌的作用，对于因肺结核所致咳嗽、咳血作用好，白及能促进肺部受损后肺组织的修复，白果能治疗肺病日久所致久咳久喘的病证，故诸药配伍达到滋润肺脏之功。

本方乃是治肺燥之方，而治燥之法，有“上燥治气，下燥治血”之说。肺燥证多见于秋季。临床表现为干咳无痰，或痰少而黏不易咯出，或痰中带血，口燥咽干，形体消瘦，五心烦热，午后潮热，盗汗颧红，声音嘶哑。唇、舌、咽、鼻干燥欠润。此病常见于感冒、咳嗽、肺痨、肺痈、肺痿，以及西医所说的支气管炎、支气管扩张、肺结核等疾病。外感时令燥邪，或久咳均可伤肺耗津，引起肺燥证。外界燥邪伤肺多发生在秋季，故又称秋燥。肺燥据其成因分外燥与内燥两类。据外感时令燥邪的性质不同，外燥又可分为凉燥及温燥。肺燥的治疗以润燥养肺为主。本方以四百二冬组成，除养阴润肺外，对于肺系疾病多有作用。临床治疗肺阴伤病证，在药物选择方面，不能太滋腻，因为肺为娇脏。笔者多喜用平淡之品，如南北沙参、山药、玉竹，而对于阿胶、熟地黄这些比较滋腻药物要慎用，以免损伤脾胃。选择收敛药物更要慎重，因为收敛药容易敛邪，尤其是对于儿童更应慎重。

在食物方面，如白萝卜有消食化痰止咳的作用，蜂蜜则是润燥、养肺、益气之佳品，可以将白萝卜与蜂蜜清蒸炖制后食用。也可以将雪梨与川贝、冰糖隔水放入蒸锅内蒸 1 小时取出温服。若将银耳洗净，放入碗中用冷开水浸泡，待其发胀后，与冰糖隔水蒸炖 2~3 小时服，并饮汤。

【病案举例】牛某，男，40 岁。反复咳嗽不已已经半年，痰少，时有血丝咳出，咽喉干燥，自觉体内发热发燥，时有手心发热，大便较干，睡眠不深，后经检查为肺结核。除用抗痨药物外，乃书以四百二冬膏嘱其坚持服用，连用 3 个月后，无咳嗽，自觉体内热感消失，咽部不干燥，大便正常。

六画

百毒普消散

【方源】本方为先师熊魁梧一首经验方，载于《中医热病学》第106页。收载于《临床常用中药配伍速查手册》第586页。笔者在使用时，对原方略微改动。

【组成】大黄、天花粉各50g，黄连、黄芩、黄柏、桃仁、白蚤休、苍术各40g，栀子、防风、白芷、生南星、陈皮、厚朴、樟脑、赤芍、牡丹皮、姜黄、甘草各30g，生乳香、生没药各20g。笔者随师诊治过程中，多灵活取舍方中药物。

【方歌】百毒普消用五黄（大黄、黄连、黄芩、黄柏、姜黄），乳没星芷平胃防，蚤栀星脑桃牡丹，赤芍共散敷疮疡。

【功效】消肿散结，活血解毒。

【主治】疹、疖、疮、疡病证，对于一切阴阳肿毒，皆有较好的疗效。

【方解】疮疡、痈疖、疹毒，其临床特征各不相同，而其病因皆起源于毒则一。毒聚则热郁，气滞则血瘀，故临床表现为红肿热痛，治疗则以清热解毒、行气散瘀、消肿止痛为法。方中所用药物，采用外治之法，注重局部用药，清剿毒邪，内外夹攻，表里同治则毒邪可一举而消。方中大黄、黄芩、黄柏、栀子清热解毒，清剿毒邪，蚤休、天花粉、乳香、没药消肿止痛，薄荷、白芷、防风祛风消肿，苍术、南星燥湿除痰，陈皮、厚朴、樟脑理气行滞，丹皮、赤芍、姜黄、桃仁活血化瘀。诸药合用，共奏清热解毒、行滞化瘀、散风除湿、消肿止痛之功。凡毒未成者用之即消，已成者用之即溃，诚乃局部敷搽之妙药，外科之要方也。

【使用方法】以此比例配方，共研细末，每次取适量，若红肿微痛而痒甚者，米醋调敷患处；红肿灼痛而不痒者，浓茶汁调敷；红肿溃破而灼痛者，麻油调敷。

【使用注意】若脓液已出不宜使用。

【加减应用】按照原方配伍使用。

【治疗体会】疮疡是指发生于人体体表的化脓感染性疾病，《素问·六元正纪大论》载曰："炎火行，大暑至……故民病少气，疮疡痈肿。""四之气，寒雨降……痈肿疮疡疟寒之疾。"《诸病源候论·卷五十》载曰："热气乘之，热胜于寒，则血肉腐败，化为脓，脓溃之后，其疮不瘥，故曰痈疮。"古代用以泛指多种外科疾患。其包括了体表上的肿疡及溃疡、痈、疽、疔疮、疖肿、流注、流痰、瘰疬等，是中医外科疾病中最常见的一大类病证。疮疡的致病因素，有外感（外感六淫邪毒、感受特殊之毒、外来伤害等）和内伤（情志内伤、饮食不节、房室损伤等）两大类。疮疡可引起局部气血凝滞，营卫不和，经络阻塞，产生肿痛症状。疮疡以外治法治疗，见效更为明显，如疮疡肿毒内外兼治较单用内服药效果好。

【病案举例】周某某，男，50岁。患者有痛风病史，前日因食黄豆制品（豆腐）导致痛风发作，右足拇趾及内踝关节疼痛、肿胀、红斑、僵硬、发热，犹如刀割样以及烧灼样疼痛，足不能触地，更不能行走，由家人护送就诊。现局部红肿热痛明显，舌红，苔黄腻，脉弦。内服药投以五味消毒饮、四妙勇安汤合四妙散加川牛膝、丹参以治本，外用百毒普消散以浓茶水调成糊状以缓解疼痛，用药第二天局部肿胀即明显消退。笔者告知患者不要食海鲜、豆制品、啤酒等，此病竟10年未再发作。

当归消刺膏

【方源】此方为治疗骨质增生的一首经验方。原方载于《中医膏方治验》第95页。

【组成】当归 15g，川芎 10g，白芍 15g，赤芍 10g，熟地黄 15g，桃仁 10g，红花 10g，鸡血藤 30g，威灵仙 15g，三棱 10g，莪术 10g，延胡索 15g，丹参 30g，皂角刺 10g，淫羊藿 15g，巴戟天 15g。

【方歌】当归消刺莪灵仙，桃红四物巴戟天，血藤三棱皂羊藿，丹参延胡疼痛蠲。

【功效】活血化瘀，通络止痛。

【主治】各个部位骨质增生疼痛。亦用于瘀血阻滞肢体关节疼痛，肾虚四肢不温等。

【方解】此方用治骨质增生病证，治疗此病以补肾、活血为主，方中淫羊藿、巴戟天补肾强骨，善祛风湿骨病，当归、川芎、白芍、赤芍、熟地黄、桃仁、红花即桃红四物汤，活血兼能养血，祛瘀生新，鸡血藤、威灵仙通经活络，三棱、莪术、丹参活血化瘀，推陈出新，延胡索乃是止痛要药，善解骨病疼痛，皂角刺善祛骨刺。诸药配伍，达到通经活络、化瘀止痛之功。

【使用方法】将上述药材熬制成膏滋服用。亦可作煎剂应用。

【使用注意】此方若入煎剂宜饭后服用，因骨质增生病程长，时间久，需要坚持用药，以膏滋应用效果更好。

【加减应用】颈椎骨质增生加葛根、片姜黄；腰椎骨质增生加杜仲、续断、怀牛膝；疼痛较重加全蝎、蜈蚣。骨质增生严重者，多系肝肾不足、虚中夹实，治疗以补肾软坚为主，加龟甲、鳖甲。经络不通加乌梢蛇，瘀血阻滞加土鳖虫、三棱、莪术。若重用白芍，因其有明显的镇痛作用，可缓解平滑肌痉挛而止痛。

【治疗体会】骨质增生是人体衰老的一种退化现象，人到了一定年龄阶段，颈椎、腰椎、膝关节等都会有不同程度的骨质增生，这些增生部位一般会引起肢体疼痛、麻木等。

治疗骨质增生，要补肾、活血，因活血具有促进瘀血消散，祛除体内寒湿之邪，而补肾更能强骨，骨刺是由于肾虚，不能生髓充骨而致骨的退变，此方有抗增生和镇痛作用，既使骨质得到物质的填充而修复，又能使经络畅通而改善症状。选择补肾药时，应选用补肝肾、强筋骨之品，对骨刺单补不行。选择活血药时，还必须补中有通。骨刺的疼痛有一个特点，即每当刚刚站立或刚刚行走之时疼痛甚剧，活动后则气血流通，说明其病乃是瘀滞，所以要因势利导地使用活血行气药，笔者尤其喜欢用威灵仙治疗骨刺，其性猛急，走而不守，通利善行。皂角刺为攻散峻厉之品，无坚不摧，无痰不散，能开关导滞，消除骨刺。治疗骨质增生，笔者常常采用内服与外用方法结合治疗，较单用一种方法效果更好。

【病案举例】朱某，男，46岁。腰痛、酸软，腰部怕冷，时时出现腰部僵硬，腰部疼痛时轻时重，若变天略有加重，性功能差，四肢关节亦疼痛，检查腰椎骨质增生，自述精力不及以前，舌质淡，苔薄白，脉沉，希望用膏滋进行调理，乃以当归消刺膏加味：当归15g，川芎10g，白芍15g，赤芍10g，熟地黄15g，桃仁10g，红花10g，鸡血藤30g，威灵仙15g，三棱10g，莪术10g，延胡索15g，丹参30g，皂角刺10g，淫羊藿15g，巴戟天15g，杜仲15g，续断15g，怀牛膝15g，三七10g，五加皮15g，徐长卿15g，龟胶15g。10剂。木糖醇收膏。患者服用此膏后，疼痛逐渐消失，遇阴雨天无不适，四肢关节无疼痛，腰部疼痛消失，自我感觉良好。

红蓝黄白强身汤

【方源】本方系笔者针对癌症患者进行放疗、化疗以后，身体虚弱，抗病力下降而制定的一首抗癌调补强身方。原方载于《中医膏方治验》第140页。

【组成】红景天30g，绞股蓝30g，黄芪30g，生晒参15g，灵芝30g，石见穿30g，菝葜30g，八月札15g，莪术15g，鳖甲30g，青皮15g，白蚤休15g，薏苡仁30g。

【方歌】红蓝黄白强身汤，灵芝菝葜石见穿，莪术鳖甲青皮薏，蚤休八月调补良。

【功效】补益脏腑，强身抗癌。

【主治】身体虚损，疲倦乏力，精神不振，预防癌症复发。

【方解】本方用于癌症患者经放疗、化疗后的康复治疗。方中所选药物根据强身健体，增强抗病力为指导原则选用药物。红景天、绞股蓝具有益气健脾作用，红景天又能活血化瘀，黄芪补气，固护正气，人参培补元气，四药同用，能增强机体抗病力。灵芝、石见穿、八月札、莪术、薏苡仁均能抗癌，鳖甲软坚散结，青皮破气散结，白蚤休解毒。全方共奏培补正气，强身抗癌之功。本方以红景天、绞股蓝、黄芪、生晒参（白人参）为主药，故名红蓝黄白强身汤。

【使用方法】水煎服，也可以此方做成丸药、膏滋坚持应用。

【使用注意】癌症患者要时时防止其复发，可以配合其他疗法进行综合调理。

【加减应用】乳腺癌患者，可加橘核 15g，若甲状腺肿瘤，可以加夏枯草 20g，猫爪草 15g，食道癌患者可以加山慈菇 15g，腹部肿瘤加三棱 15g，肿瘤疼痛较重者加延胡索 20g，气滞血瘀者可以加当归 15g，丹皮 10g，赤芍 10g 等。临床上还可以灵活选用散结、解毒之品，如浙贝母、玄参、生牡蛎等。抗癌之品如龙葵、白英、藤梨根、半枝莲、白花蛇舌草等可以随症加用。

【治疗体会】本方是笔者多年来用治癌症以及癌症手术后的抗癌之方，系根据癌症患者不愿手术或已不能进行放疗、化疗，身体虚弱，抗病力下降制定的一首抗癌调补强身方。在用药方面，笔者体会将具有抗癌作用的石见穿、菝葜、三棱、莪术四药同用效果增强。治疗癌症，以采用内外夹攻的方法为佳。内服以扶正固本、活血化瘀、化痰散结、清热解毒为法，以便纠正体内的阴阳平衡，增强机体免疫功能，抑瘤消瘤；外敷峻烈有毒之品，以求以毒攻毒，化瘤散结。癌症患者多有疼痛，在止痛药中，尤以延胡索作用最佳。

方中所选药物根据强身健体，增强抗病力为指导原则选用药物。治疗癌症，常用方法有活血化瘀法、化痰散结法、清热解毒法、扶正培本法，红蓝黄白强身汤就是为此而立法组方的，尤其适宜于进行了放化疗之后身体虚弱的患者熬膏服药，可以延长生命，并减轻痛苦，提高生活质量。癌症患者所用膏方不宜用蜂蜜、饴糖收膏，可以用龟甲胶、鳖甲胶收膏，或用清膏。

另外笔者在临床上发现，患乳腺癌者多是女强人，尤以教师、会计、白领、职业特殊的人容易罹患，这部分人精神压力大，并且在发病之前，多有精神打击，情感受挫，进而发病。笔者多年来主治乳腺癌，采用内外兼治，内服以扶正固本、活血化瘀、化痰散结、清热解毒为法，外敷峻烈有毒之品，以求以毒攻毒，化瘤散结。

对于癌症防护：①未病先防：无论是生活方式，工作作息，时时注意调护，杜绝不良生活习惯以减少癌症的发病率。②既病防变：发现癌症，积极治疗。③已变防进：在癌症早期，体质尚可，正气不虚时，以祛邪为主，中期祛邪扶正并重，晚期扶正为主。总之中医药能提高机体抗病能力，减轻放疗、化疗的毒副作用，改善体质，减轻不适症状，延长生存期。④稳定情绪：注意精神调摄，保持良好的情绪活动，可使气血流通，脏腑和谐，从而增强机体的抗病能力，促进身心健康，正如《素问·上古天真论》曰："恬淡虚无，真气从之，精神内守，病安从来。"反之，不良的精神刺激则可削弱机体的抗病能力，干扰脏腑气血的正常活动，直接或间接加速病症恶化。精神调摄不仅有利于癌症患者的康复，亦可预防或较大限度地减轻疼痛的发生。

【病案举例】胡某，女，72岁，肠癌术后12天后，即出现转移倾向，医院建议立即进行放疗或化疗，患者拒绝西医治疗，乃寻求中医。现卧床不起，食欲差，大便黑便，无腹泻，身体极度虚弱，气短乏力，疲劳，舌质鲜红，苔少，脉沉弦。乃投以红蓝黄白强身汤加味：红景天 30g，黄芪 30g，绞股蓝 30g，生晒参 15g，石见穿 30g，灵芝 30g，菝葜 30g，生地黄 15g，石斛 15g，麦冬 15g，玄参 15g，黄精 15g，莪术 15g，三棱 15g，白花蛇舌草 30g，龙葵 15g，延胡索 15g，莱菔子 15g，陈皮 10g，法夏 15g，茯苓 15g，炒三仙各 15g，鸡内金 15g，鳖甲 30g。10 剂。以此比例以木糖醇收膏，其后并随证加减，坚持服用，一年后复查，所有原来不正常指标均正常，院方觉不太可能，乃调出原始病案对比，原诊断未错，但此病例的确已经康复。

延胡止痛汤

【方源】此方为治疗各种胃痛的经验方。原方载于《中医膏方治验》第 68 页。

【组成】延胡索 15g，党参 15g，茯苓 15g，白术 15g，扁豆 15g，陈皮 15g，山药 15g，莲子 15g，砂仁 6g，大枣 15g，薏苡仁 30g，白芍 15g，炒二芽各 15g，甘草 6g。

【方歌】延胡止痛治疼痛，白芍二芽一起用，参苓白术去桔梗，各种胃病调理宏。

【功效】调理中焦，和胃止痛。

【主治】胃脘隐隐疼痛，绵绵不休，胃部受热、受寒疼痛加重，嗳腐吞酸，不思饮食，大便不爽，嗳气、矢气则痛舒，身重疲倦，劳累加重，消瘦乏力，神疲纳呆，四肢倦怠。

【方解】此方即参苓白术散加味而成，善治胃痛。方中延胡索止痛作用极佳，治疗各种疼痛为首选，尤以气滞血瘀病证多用，白芍、甘草同用，即芍药甘草汤，善于止痛，方中所含参苓白术散（党参、茯苓、白术、扁豆、陈皮、山药、莲子、砂仁、大枣、薏苡仁、甘草）方义，主治脾胃虚弱，气机被阻，纳运乏力，饮食不化，清浊不分，而现胸脘痞闷，肠鸣泄泻，胃脘疼痛。若气血生化不足，肢体肌肤失于濡养，可见四肢无力、形体消瘦、面色萎黄，此方又有调理作用。

【使用方法】水煎服，或熬制膏滋服用。

【使用注意】对于患有胃病者，服药应在饭后，不要空腹服用，以免刺激胃，导致不适。

【加减应用】伴有四肢不温者，加用桂枝，合小建中汤之意；若胃热加麦冬、南沙参；若胃酸过多加瓦楞子；若饮食减少加神曲、鸡内金，笔者一般重用神曲 30g 以上；若胃脘胀痛因肝气不疏者加香附、佛手、玫瑰花、甘松，笔者尤喜用佛手；血瘀者加三棱、莪术，血瘀而胃酸不多可以加生山楂；若身体虚弱，党参改生晒参，若小儿则用太子参，再加仙鹤草，大枣配伍仙鹤草后具有补益正气的作用，笔者尤喜将二药同用。若熬制膏剂时应以饴糖收膏。

【治疗体会】胃痛以中青年居多，多有反复发作病史。发病前多有明显的诱因，较典型的疼痛是痛而无规律，进食也不缓解，也会造成饮食摄入障碍，从而影响整个身心健康，对身体危害很大。治疗胃痛，总的原则以理气和胃止痛为法。一般不宜用刺激性强的药物，或者作用猛烈之品，以免对胃产生不良反应。现在的教科书将胃痛一病写得过于繁琐，证型达 8 个，很不利于临床把握和具体实施。

笔者体会瓦楞子较海螵蛸、牡蛎更适合胃痛患者，因瓦楞子能活血化瘀，而海螵蛸、牡蛎具有收敛作用，不适于脾胃的消化运输；凡治胃脘疼痛，延胡索、白芍配伍应用增强止痛效果，治疗胃痛二药不可少。全方补中气，渗湿浊，行气滞，使脾气健运，湿邪得去，则诸症自除，疼痛自止。

此方实乃参苓白术散去桔梗加延胡索、白芍、炒二芽而成。如胃痛久不愈，需要更长一段时间用药则改为膏剂，以饴糖收膏。若辨证为胃寒，在原方基础上加干姜、高良姜，临床体验，高良姜乃是治疗胃寒病证的妙药，亦可改用红豆蔻。升清降浊是治疗胃病的基本原则，若夹有湿热，又可以用半夏泻心汤辛开苦降。在治疗胃痛时，应注意肠道的通畅与否，腑以通为补，大便正常是胃腑保持正常生理功能的基础，浊气不能通降直接影响胃腑功能，同时胃腑功能正常与否，又决定着大便是否正常。《灵枢·平人绝谷》载“胃满则肠虚，肠满则胃虚，更虚更满，故气得上下”，说明调畅大便、保证胃肠对全身气机调畅的重要性，也是治疗胃病应把握的环节。

【病案举例】孙某，男，51岁，反复胃痛十余年，诊断为慢性萎缩性胃炎。现胃脘疼痛，有冷感，需温食，不能吃硬食，稍多吃一点即感胃脘疼痛，泛酸，身体消瘦，食欲不振，睡眠不佳，大便干，疲倦乏力，面色萎黄，长期服用中西医效果不显。乃投以上方加半夏、佛手，因患者胃寒，除加用干姜、高良姜外，再加桂枝、饴糖，取小建中汤意。患者先服5剂后即感胃脘疼痛明显好转，冷感减轻，再用5剂，症状基本消失，乃用原方10剂熬制膏剂，以饴糖收膏，膏滋服用完后，以后再无胃痛，精神面貌明显好转。至今已经十多年胃脘未再疼痛过。

七画

杜仲强腰汤

【方源】原方载于《临床中药用药鉴别速览》第 361 页，《临床中药学解悟》第 501 页。

【组成】杜仲 20g，续断 15g，三七 10g，延胡索 15g，当归 15g，川芎 10g，鸡血藤 30g，伸筋草 30g，威灵仙 15g，五加皮 15g，徐长卿 15g，千年健 15g，牛膝 15g（虚证用怀牛膝，实证用川牛膝）。

【方歌】杜仲强腰三七仙，归芎伸筋血藤兼，五加长卿延胡索，牛膝续断千年健。

【功效】补肾强腰，通络止痛。

【主治】本方治疗急慢性腰腿痛，包括腰椎肥大、腰椎间盘突出、腰三横突综合征、跌打损伤、梨状肌损伤、腰肌劳损、风湿性关节炎等所致腰痛以及腰以下病变。

【方解】本方是笔者通过多年的临床总结的一首治疗多种腰腿疼痛的经验方。主要是从补肾、活血、通便立法的。方中杜仲补肾强腰，乃是治疗腰痛要药，续断增强杜仲作用，二药配伍后增强补益作用；三七、延胡索、徐长卿止痛，为植物药中止痛且无毒性的常用之药，同用更能增强止痛之功；当归、川芎、鸡血藤活血化瘀，同时当归能润肠通便，有利于减轻腹压，缓解腰痛（个人经验，治疗腰痛，要保持大便通畅）；五加皮、千年健强壮筋骨，与杜仲同用，又能增强其补肾作用；威灵仙、伸筋草通络止痛；牛膝引药下行。诸药同用，达到补肾强腰、活血化瘀、通络止痛的作用。

【使用方法】水煎服。也可以做成丸药、膏剂内服。

【使用注意】服用此方以后，部分患者一般在服药 3 日内大便稀，这是因为方中当归具有通便的作用所致，不必惊慌，到第 4 日后大便即转正常。临床观察，若大便稀其治疗效果会更好一些。

【加减应用】上述 13 味药为基本方。若腰痛脊强加狗脊 15g、骨碎补 15g；疼痛较重加穿山甲 15g，穿山龙 20g，制马钱子 1g（注：凡加用制马钱子，必须去掉原方中的延胡索），风湿日久加蜈蚣 2 条；下肢寒冷较甚加淫羊藿 15g；酸胀痉挛加木瓜。根据临床情况还可以灵活选加：桑寄生 15g、独活 15g、路路通 30g、生首乌 15g、肉苁蓉 15g，穿山龙 15g。方中选加生首乌、肉苁蓉，是取其通便作用，以减轻腹压，从而达到止痛作用。若患者大便本已稀者，不要选加此二药。

【治疗体会】此方通治寒热虚实各种腰痛，以腰椎间盘突出症（腰突症）效果最好。将延胡索、徐长卿、三七、穿山龙配伍同用，止痛作用好，若单用则效果差些，此乃是笔者多年的经验总结。若病程短，此方则水煎服，若病程长，则做膏剂内服，多以龟胶收膏。治疗腰椎间盘突出症要注意以下 3 个方面。

1. 重在补肾：因为腰为肾之府，腰突症的根本原因是肾虚，但就补肾来说，历来有补肾阴、补肾阳、补肾精之分。补肾应以补肾阳为主，兼顾肾阴、肾精，同时补肾要注意达到强壮筋骨。切忌辛温燥烈之品。

2. 必须通腑：患腰突症者一般不敢咳嗽，因为这样会使腹压加大，从而引起腰痛发作，因此在治疗腰突症时，多要加用通便药，这是治疗腰突症的关键之一。既有扶助正气作用，又有通便的药物如肉苁蓉、锁阳、生首乌、柏子仁，可以选用。对于腰突症，选择通便药一般不宜加用泻下药，如大黄、芒硝之类，这样会损伤正气。

3. 应该活血：在选用活血药时，也应兼顾补肾及通腑，三者结合才能达到良好的效果。活血药可以选用当归、鸡血藤、牛膝、延胡索，严重者可选用三七、穿山甲、土鳖虫、马钱子，通络的药物可以选用蜈蚣。应该注意的是补肾不能过于温燥，通腑不能过于峻泻，活血不能过于攻逐。

【病案举例】肖某，女，35岁。腰痛1年余。自述因搬重物突然出现腰痛，不能自由转折、弯腰，不能下蹲如厕，亦不敢咳嗽，只能卧床，经检查，诊断为腰椎间盘突出，赴北京住院2个多月效果不佳出院。又在武汉几家医院治疗不显而求诊。现下肢肌肉萎缩，不能站立，更不能行走，直腿抬高试验（右）阳性，加强试验阳性。位于L_3L_4、L_4L_5部位处有明显压痛。舌质淡，苔薄白，脉弱，两迟部尤明显。诊断为肾虚腰痛（腰椎间盘突出），以杜仲强腰汤原方内服，并施以推拿手法治疗19次。共服药20剂，诸证消除，行走自如。至今已二十余年，腰痛从未复发。

利胆消石汤

【方源】此方为治疗胆结石的一首经验方。原方载于《中医膏方治验》第80页。

【组成】金钱草30g，鸡内金20g，郁金、延胡索、白芍、茵陈、虎杖、青皮、陈皮、佛手各15g，枳壳10g，木香6g。

【方歌】利胆消石用三金（金钱草、郁金、鸡内金），延胡枳壳芍茵陈，虎杖木香青陈皮，疏肝理气佛手灵。

【功效】疏肝理气，利胆排石。

【主治】慢性胆囊炎，胆结石。亦用于肝气郁结所致胁内疼痛，嗳气不舒，湿热黄疸等。

【方解】治疗胆道结石应将疏肝解郁，化石理气放在首位，方中金钱草、鸡内金、郁金俗称三金，乃是治疗胆道结石的要药，青皮、陈皮、佛手、枳壳、木香理气止痛，疏肝解郁，茵陈、虎杖利胆，延胡索、白芍止痛，诸药合用，调节肝胆气机，利于结石排出。

【使用方法】水煎服，每日1剂，日服2次。若结石日久，不欲手术者，将上方熬制成膏剂，便于坚持服用。

【加减应用】若肝气郁结，加柴胡、香橼；体形较胖，加玉米须、泽泻；时时感肝区不适，胀气加赤芍、莱菔子；脾胃功能不佳加白术、茯苓；大便干结加决明子等。利胆之品如大黄、田基黄等可以灵活选加。

【使用注意】胆结石若平时不发作亦如常人，即有病无证，此时用膏滋调治，既无痛苦，效果又好。高蛋白食物容易诱发胆结石发作，应予注意。

【治疗体会】胆结石的成因有些是不可改变的因素，例如年龄、性别、种族、基因和家族史；有些是后天因素，部分是可以逆转的，例如妊娠、肥胖、饮食结构等。肝胆具有贮藏、宣泄作用，肝胆功能若失常，胆的分泌排泄就会受阻，进而影响脾胃的消化功能，出现厌食、腹胀、腹泻等消化不良症状。若湿热蕴结肝胆，就会使得肝失疏泄，胆汁外溢，引发胆结石、胆囊炎等种种病变。对待肝胆郁结引起的病变，要疏肝理气利胆。

胆结石的形成主要是由于长期肝气郁结，进而湿停蕴热，湿热交阻，从而致使胆液蒸熬凝结成石。一般来说，当胆石处于静止状态时，可表现为有病无证，但在胆绞痛发作时，就会表现为疼痛，痛苦异常，如并发感染，则表现为湿热或毒热病证。胆囊炎、胆石症虽为两病，其病机是一致的，皆与肝之疏泄有关。胆为“中精之府”，内藏精汁，喜清净而恶污浊。胆汁源自“肝气之余”，与肝互为表里，共司疏泄之职。肝疏泄功能正常，胆汁排泄通畅，反之，肝疏泄功能失常，则胆汁排泄失畅，故病发矣。胆囊炎、胆石症患者，脾胃功能亦失常，治疗上以疏肝利胆为主，辅以健脾和胃，行气化滞，利胆排石为原则，从选药来看，一般多用寒凉之品，应慎用温燥药。对于胆结石应首选三金，即金钱草、鸡内金、郁金，三药配伍，消石作用增强，再配伍疏肝利气，止痛之品。

【病案举例】王某，女，39 岁，体型较胖。原有胆结石、胆囊炎，反复发作右胁部胀满不适2年余，心情不畅，近1周胆囊区压痛明显，口苦口干，时有恶心，纳食减少，二便通调，睡眠尚可。辨证为肝气犯胃，湿热郁结。处方：金钱草30g，鸡内金30g，郁金、延胡索、白芍、茵陈、虎杖、佛手、天花粉、青皮、陈皮各15g，黄芩、枳壳、板蓝根各10g，木香6g，水煎服。7剂后自觉症状消失，乃以原方15剂加龟胶改为膏滋调理。后腹部彩超显示胆囊内未见强回声光团。

龟鹿壮骨膏

【方源】此方为治疗骨质疏松的一首经验方。原方载于《中医膏方治验》第91页。

【组成】龟甲15g，鹿角胶15g，山茱萸15g，熟地黄15g，山药15g，泽泻10g，丹皮10g，茯苓15g，延胡索15g，狗脊15g，淫羊藿15g，巴戟天15g，肉苁蓉15g，何首乌15g，杜仲15g，续断15g，骨碎补15g，牛膝15g，黄芪30g，当归15g，川芎10g，人参15g，蜈蚣1条，黄精15g，鳖甲15g，威灵仙15g。

【方歌】龟鹿壮骨精六味，延胡鳖蜈杜芎归，芪膝骨补首乌脊，戟藿参断苁蓉威。

【功效】补虚强肾，壮骨止痛。

【主治】骨质疏松，骨节疼痛，腰膝无力，行走困难。

【方解】临床治疗骨质疏松应补肾为重，此方含有六味地黄汤（山茱萸、熟地黄、山药、泽泻、丹皮、茯苓）补益肾阴，狗脊、淫羊藿、巴戟天、肉苁蓉、杜仲、续断补益肾阳，上述药物配伍应用则阴阳双补，骨碎补、牛膝、黄精、鳖甲、龟甲强壮筋骨，黄芪、人参益气养血，当归配伍黄芪则气血双补，鹿角胶、何首乌补肾养血，川芎、延胡索活血止痛，蜈蚣、威灵仙通络，若作成膏滋应用则成膏率高。诸药配伍，达到强壮筋骨，预防和治疗骨质疏松。

【使用方法】将上述药物按此比例熬制膏剂服用。

【使用注意】此方以熬制成膏滋服用好，便于坚持，利于吸收。

【加减应用】若骨节疼痛明显，加三七、徐长卿；筋骨无力加千年健、五加皮、桑寄生；阴雨天不适症状明显加羌活、独活。

【治疗体会】肾藏精充脑养骨，使人运动强劲，动作精巧，思维敏捷，故称为“作强之官”。髓养骨，故骨者，肾之合也，髓者，精之所生也，精足则髓足，髓在骨内，髓足则骨强。腰者肾之府，转摇不能，肾将惫矣。骨者髓之府，不能久立，行则振掉，骨将惫矣。骨质疏松主要与肾脾肝三脏关系密切，因肾主骨、脾主运化、肝主筋之故，肾虚是骨质疏松症的发病关键，而脾主运化是气血生化之源，肝肾不足，精血无以充养骨髓，精亏髓空而百骸萎废，骨骼失养而脆弱无力，形成骨质疏松症。

治疗骨质疏松，主要从补肾入手，肾阴不足证伴患处发热灼痛，关节僵硬，形体消瘦等症状，可选用左归丸（熟地、山药、枸杞、山茱萸、菟丝子、鹿角胶、川牛膝、龟胶）；肾阳不足证伴见患处湿冷，水肿光亮，少气懒言等症状，可选用右归丸（熟地黄、山药、枸杞子、山茱萸、菟丝子、鹿角胶、附子、肉桂、当归、杜仲）；气血两虚证伴患处肿胀有压痛，四肢痿软等症状，可选用八珍汤；肾精不足证伴患处酸楚隐痛，筋骨痿软无力等症状，可选用河车大造丸。补肾即能强筋健骨，治疗此病见效较慢，需要一定时间。

治疗骨质疏松，关键是补肾强骨，笔者常将六味地黄丸、左归饮（熟地黄、山药、枸杞、山茱萸、炙甘草、茯苓）、右归饮（熟地黄、山药、枸杞、山茱萸、甘草、杜仲、肉桂、制附子）联合应用，上方中即含有左归、右归方义，但并非原方用药。骨质疏松症多由肝肾不足、精血不能濡养筋骨而致，治疗上多用补益肝肾的方法，达到强壮筋骨的目的。又因肾虚是骨质疏松症的发病关键，所以常用补肾填精的方法治疗，同时配合健脾和胃、活血止痛法，选药药性多偏温。温补肾阳能提高机体抗病能力，增加人体骨骼的强壮作用，具有延缓及治疗骨质疏松症的效果。除采用内服药外，也可以针对疼痛病证，应用外敷的方法达到止痛之目的。笔者常配合采用六生液煎水热敷，参看本书“六生液”。

【病案举例】余某，女，67岁。近3年来经常感觉全身关节疼痛，骨骼不适，手指关节变形，疼痛尤以腰部为甚，与天气变化无关，平时汗多，行走感觉吃力，精神较前明显差，深呼吸胸部闷痛，无痰，夜尿少，关节僵硬，经检查患有骨质疏松症，纳食、二便正常，舌质淡，苔薄白，脉沉。乃以龟鹿壮骨膏加味：龟甲15g，鹿角胶15g，黄芪30g，山茱萸15g，熟地黄15g，山药15g，泽泻10g，丹皮10g，茯苓15g，延胡索15g，狗脊15g，淫羊藿15g，巴戟天15g，肉苁蓉15g，制首乌15g，杜仲15g，续断15g，骨碎补15g，牛膝15g，当归15g，川芎10g，人参15g，蜈蚣1条，黄精15g，鳖甲15g，威灵仙15g，骨碎补15g，三七10g，五加皮15g，10剂。因需要较长时间用药，乃熬制膏滋服用，以木糖醇收膏。患者述用药后，全身关节疼痛消失，精神好，气力充足。

补阳通络汤

【方源】此方为治疗中风后遗症的一首经验方。原方载于《中医膏方治验》第55页。

【组成】生黄芪50g，当归15g，川芎15g，赤芍10g，白芍15g，桃仁10g，红花10g，地龙10g，水蛭10g，半夏15g，龟甲20g，鳖甲20g，茯苓15g，胆南星10g，丹参15g，鸡血藤30g，天麻15g，钩藤15g，菊花15g，龟胶15g。

【方歌】补阳通络还五汤，龟鳖钩麻菊抑阳，通络丹参蛭血藤，苓夏胶星可化痰。

【功效】补气活血，化痰通络。

【主治】中风后遗症气虚血瘀半身不遂，口眼歪斜，语言謇涩，口角流涎，小便频数或遗尿失禁。亦可用于冠心病、高血压、小儿麻痹后遗症，以及其他原因引起的偏瘫、截瘫，或单侧上肢、下肢萎软等属气虚血瘀痰阻者。

【方解】本方是在补阳还五汤的基础之上加味而成。方中重用生黄芪补气，气足则气行，当归、川芎、赤芍、白芍、桃仁、红花亦含有桃红四物汤方义，活血化瘀，养血通经，地龙通络，水蛭尤善消除瘀血，为治疗血瘀要药，丹参、鸡血藤活血化瘀，有利于瘀血消散，半夏、茯苓、胆南星化痰祛浊，龟甲、鳖甲滋阴潜阳，天麻、钩藤、菊花平抑肝阳，龟胶有利于收膏。因中风之后，其恢复期较慢，需要缓缓调治，故以服用膏滋较好。

【使用方法】将上述药物熬制成膏滋，每次 25g，每日 3 次，饭后用开水冲服。若水煎剂则不用龟胶。

【使用注意】治疗中风后遗症，时间长，进展慢，需要耐心，短期内难见效果，所以将其制成膏剂服用较为合适。

【加减应用】半身不遂以上肢为主者，可加桑枝、桂枝横行肢节，通络止痛；下肢为主者，加牛膝、杜仲以引药下行，补益肝肾。

【治疗体会】引起中风的原因很多，主要与人的饮食习惯、作息、工作有关。七高（高血压、高血脂、高血糖、高血尿酸、高血黏、高血凝、高体脂）人群是中风、脑梗塞的高发人群，所以平时饮食、生活中要注意，养成良好的作息习惯，不要经常熬夜，不要过度劳累。中风之后会留下后遗症，采用中药治疗此病的原则，根据前人的经验，应重在补气，同时还应滋阴潜阳，养血息风，活血通络，化痰镇肝。王清任的补阳还五汤乃是治疗此病的良方。

对于中风，前人有“久病必瘀，怪病必瘀”的认识，中风病的发生与虚（气虚、阴虚、血虚）、火（肝火，心火）、痰（风痰、湿痰）、风（肝风、外风）、气（气逆、气滞）、血（血瘀）有关。瘀血阻滞脑络为其主要环节。致瘀的病机多样，如因精虚血不充、血少行迟为瘀；因气虚行血无力为瘀；因嗜食肥甘，脾失健运，痰湿内生，阻滞脉络为瘀；因痰生热，热盛生风，风助热，燔灼津血为瘀；因阴虚上亢，津液亏损，气血滞留为瘀；因生风生火，扰乱脑窍为瘀。瘀血之证贯穿于中风病之始终。所以治疗中风后遗症以活血化瘀为通用之法。补阳还五汤为《医林改错》中的一首著名方子，治疗中风后遗症其疗效确切，因人体阳气为十分，而偏瘫伤失五分，补气恢复另五分，故有还五之说。根据笔者的治疗体会，补阳通络汤是在补阳还五汤的基本上再加平抑肝阳、活血通络、化痰之品组成。因中风后遗症恢复较慢，为服用方便，熬制成膏滋便于坚持应用。

笔者在补阳还五汤中加重了活血祛瘀药用量，同时配伍有平肝、化痰、滋阴、养血药。水蛭活血作用强，根据现在的认识，其能破坏血小板，具有抗凝血的作用，防止瘀血的形成，故治疗中风后遗症，笔者尤喜用之。

重用补气药与活血药相伍，是治疗中风后遗症的原则，使气旺血行以治本，祛瘀通络以治标，标本兼顾，且补气而不壅滞，活血又不伤正。王清任有所谓“因虚致瘀”的认识，治当以补气活血为主。合而用之，则气旺、瘀消、络通，诸症向愈。根据王清任的经验，本方生黄芪用量独重，但开始可先用小量（30~60g），效果不明显时，再逐渐增加，使气旺血行，瘀去络通。尽管如此，临床却不可一见中风，便使用大量活血化瘀之品，不可见标而只知治其标，忽略治本的用药与调护。《素问·阴阳印象大论》云：“年四十，而阴气自半也，起居衰矣。年五十，体重，耳目不聪明矣。年六十，阴痿，气大衰，九窍不利，下虚上实，涕泣俱出矣。”人至中年，脏腑功能下降，元气先虚，气虚则无力推动血流的正常运行，容易引起血流缓慢、瘀滞，乃至导致血瘀。因此，对于中老年群体的中风后遗症患者，常有气虚血瘀的病理状态存在，此时若使用大量活血化瘀之品，而忽视气虚的本质，会出现不良后果。补阳通络汤共奏补气养血、活血化瘀、滋阴平肝、化痰活络之功，使气血旺，血脉通，血压降，痰浊消，恢复肢体正常活动。

【病案举例】陈某，男，62岁。中风后遗症。原有高血压、糖尿病，半年前因高血压中风，就诊时行走不便，精神不好，左侧肢体活动不利，讲话吐词不清，睡眠一般，血压150/90mmHg，舌质略暗，苔微黄，脉微弦。因考虑到要持续用药，乃建议服用膏方。黄芪40g，当归15g，川芎10g，赤芍10g，桃仁10g，红花10g，地龙15g，水蛭10g，龟甲20g，鳖甲20g，天麻15g，钩藤15g，菊花15g，延胡索15g，桑枝30g，杜仲15g，续断15g，桑寄生15g，夜交藤30g，徐长卿15g，三七10g，路路通30g，怀牛膝15g，苍术15g，玄参15g，土鳖10g，丹参15g、鸡血藤30g、龟胶15g。10剂。以木糖醇收膏。因患者同时患有糖尿病，故在方中加用降糖药物苍术、玄参等，并配伍有大量降压之品，如龟甲、鳖甲、天麻、钩藤、菊花、桑枝、杜仲、桑寄生、怀牛膝、龟胶等。患者自述服药后感觉精神状况明显好转，血压稳定，行走较前稳，讲话利索。

补肾止龄汤

【方源】原方载于《临床中药学解悟》第507页,《中药谚语集成》第14页,《食饮秘典：为您解困惑》第113页。

【组成】佩兰10g，泽泻10g，茯苓15g，藿香10g，益智仁10g，丹皮10g，山药15g，熟地黄15g，山茱萸15g，石菖蒲10g，厚朴10g，陈皮10g，天花粉15g，车前子15g。

【方歌】补肾止龄藿佩陈，花粉车前益智仁，六味地黄朴菖蒲，善治磨牙效验神。

【功效】补肾固齿，止唾祛湿。

【主治】磨牙。每当入睡后即出现磨牙，牙齿产生摩擦，发出声响，久之出现牙齿受损。

【方解】这是笔者在长期的临床中，摸索出一张治疗磨牙的经验方，组方原则是按照肾主骨与脾开窍于口的理论选用药物。此方由六味地黄丸与化湿、利湿药物组成。所谓齘（xiè），是指在睡梦中牙齿发出摩擦声响，长期出现这种情况，会导致牙齿受损，有的甚至会导致舌头受伤。

此方以六味地黄丸补肾，因肾主骨，补肾则能固齿，熟地黄滋阴补肾，山茱萸补养肝肾，并能涩精，取肝肾同源之意，山药补益脾阴，亦能固肾，三药配合，肾肝脾三阴并补，是为三补，仍以补肾为主。泽泻利湿而泄肾浊，茯苓淡渗脾湿，丹皮清泻肝热。六味合用，三补三泻，其中补药用量重于泻药，是以补为主，肝脾肾三脏并补。主要用于肾虚引起的病证。佩兰、藿香祛除脾胃湿浊，芳香醒脾；益智仁开胃摄唾。将佩兰、益智仁配伍同用，具有良好的祛除涎唾的作用。石菖蒲开窍，善治九窍病证，而磨牙也属于九窍的病证。厚朴、陈皮燥湿，车前子利湿，天花粉消肿，因脾主湿之故。祛湿则能消除磨牙的病理现象。全方同用，达到补益肾亏、祛湿运脾、固齿作用。

【使用方法】水煎服。亦可以做成丸剂、膏剂应用。

【使用注意】一般无特殊禁忌病证。

【加减应用】此乃是固定一方，若肾虚可以加骨碎补 15g。

【治疗体会】磨牙是指睡眠时有习惯性磨牙或白昼也有无意识磨牙。患者本人一般是不知道的。磨牙产生的原因有多种，其中一种与精神紧张有一定的关系。有人常常被人告知在夜间磨牙嘎嘎作响，而当醒后感到面部的肌肉很疲劳，甚至出现牙齿酸痛，如果经常磨牙，因为摩擦的原因，牙齿会越来越短。尤其是当劳累、情绪紧张、受到惊吓、心情不畅快时可能会更甚。夜间磨牙会并发各种病症，也会导致牙周组织破坏、牙齿松动或移位，牙龈萎缩。长期夜磨牙会导致咀嚼肌得不到休息，造成咀嚼肌的疲劳，腮帮疼痛等。对舌头也有害。从临床实际来看，磨牙与肾、脾的关系最为密切，主要与肾虚、湿浊有关。笔者体会佩兰、益智仁对此治疗作用较好。治疗磨牙一般不要太温燥之品，切忌大辛大热之品，更不能使用上火之药。六味地黄丸乃是补肾要方，补肾治疗磨牙，六味地黄丸乃是首选之方。磨牙与湿浊有关，而湿浊主要责之于脾，所以掌握健脾祛湿这个环节很重要，一般可以选用佩兰、藿香、砂仁、白豆蔻、陈皮之类的药物，祛湿不能用猛烈之品。治疗磨牙要尽量避免兴奋性食品，改善睡眠环境，缓解压力，放松心情，调整心态，尽量让精神松弛。白天避免玩得过度兴奋。过度疲劳，从事精细工作者，也容易导致磨牙，所以要缓解压力，放松心情，调整心态。

临床上儿童磨牙，与饮食积滞有一定的关系，治疗应纠正不良饮食习惯，同时用消食化积之品。多以保和丸合枳术丸加减：焦三仙各 15g，炒枳实 10g，焦白术 15g，木香 6g，砂仁 6g，炒莱菔子 10g，陈皮 15g，炙甘草 6g。食积较重者，可加焦槟榔 10g，焦谷芽 15g，炒鸡内金 10g；兼见脾虚消瘦者，可加太子参 15g，炒山药 15g。若肠道寄生虫导致磨牙，引起腹痛、消瘦、烦躁、肛门瘙痒等一系列症状，应驱虫杀虫，调理脾胃。

【病案举例】周某某，男，60 岁，武汉警备区干部。自述磨牙已经二十余年。每当夜深入睡后，即出现磨牙，但本人并不知晓，家人就会将其唤醒，并担心其将舌头咬伤，平日并无任何痛楚。舌脉亦无异常。乃投以补肾止齘汤，5 剂。患者将此 5 剂药服完以后，从此再无磨牙现象。补肾止齘汤即来源于此病友。后在临床多次应用有效，乃总结为一经验方。

补肾生发汤

【方源】本方是笔者为配合侧柏叶生发酒而应用的内服方药。

原方载于《中医膏方治验》第179页。

【组成】女贞子15g，墨旱莲15g，山茱萸15g，山药15g，熟地黄15g，牡丹皮10g，茯苓15g，泽泻10g，当归15g，天麻15g，骨碎补15g，制首乌15g，侧柏叶15g。

【方歌】补肾生发何首乌，当归天麻骨碎补，六味侧柏合二至，脱发白发一起除。

【功效】补益肝肾，祛风乌发。

【主治】肝肾不足之脱发，头发干枯、稀疏，伴随腰膝酸软，疲倦乏力。

【方解】方中女贞子、墨旱莲即二至丸，补益肝肾，滋阴生发，用于肝肾阴虚，眩晕耳鸣，腰膝酸痛，头发早白。山茱萸、山药、熟地黄、牡丹皮、茯苓、泽泻即六味地黄丸的组成，用于肝肾亏损，头晕耳鸣，腰膝酸软，须发早白。当归、天麻、骨碎补、制首乌、侧柏叶乃验方侧柏叶生发酒中药物，为笔者经验用药，具有生发乌发、祛风止痒作用。其中当归活血养血，天麻祛风，因高巅之上唯风可到，故以之祛风以固发，骨碎补、制首乌补肾生发。全方配伍主要是补益肝肾，进而达到生发乌发作用。

【使用方法】水煎服。也可以将其做成丸剂、膏剂使用。

【使用注意】本方适用于肝肾不足的头发异常，如脱发、须发早白、头发干枯，若湿热者不宜使用。

【加减应用】若肝肾不足兼有大便秘结者，可以加桑椹子、黑芝麻，阴伤过盛可加黄精，头上油脂多加生山楂。

【治疗体会】脱发，《黄帝内经》称“毛拔”“毛坠”，《素问·五脏生成篇》：“多食苦，则皮槁而毛拔。”《难经·十四难》称“毛落”，如“一损损于皮毛，皮聚而毛落”。《诸病源候论》称“鬼舔头”，如《诸病源候论·卷二十七·鬼舔头候》：“人有风邪在头，有偏虚处，则发秃落，肌肉枯死，或如钱大，或如指大，发不生，亦不痒，故谓之鬼舔头。”《外科正宗·卷三》称“油风”，云：“油风，乃血虚不能随气荣养肌肤，故毛发根空，脱落成片，皮肤光亮，痒如虫行，此皆风热乘虚攻注而然。”明清以后一直沿用此名。脂溢性脱发，古代称“发蛀脱发”，清代王洪绪的《外科证治全生集·上部治法》称“蛀发癣”。

脱发虽不是威胁生命的疾病，但因为影响美观，给人带来的精神压力较大。男性脱发，重在滋补肾精。因肾为先天之本，先天不足，后天耗伤过度会导致肾精不足。肾的盛衰与否，与头发的关系密切，所谓其华在发。头发的生机，根源于肾气，肾气的外部表现可从毛发上显露出来。所以临床遇到男性脱发，重在培补肾精。治疗男性脱发，还应安神定志，即减少肾精的损耗。女子以肝为用，肝为血海，主疏泄。发为血之余，头发的营养来源于血，气血充盛，毛发得以滋养，就会减少脱发的发生。肝气条达，肝血充足，皮肤红润白皙，若肝气郁滞，情绪异常，焦虑抑郁会导致头发脱落。尤其是在生活遭遇挫折后，常见弥漫性头发脱落或者斑秃，用疏肝理血的方法可以使之恢复。在生活中，女性防治脱发，应性格开朗，敢哭敢笑，随性发挥，让郁滞气机得以调达，则有助于头发再生。治疗头发异常，包括脱发、白发、头皮痒、头皮屑过多，如果要达到最快最好的恢复，提倡内服、外洗、外搽结合应用，效果更好。本书中的补肾生发汤、二桑洗发水、侧柏叶生发酒可以配伍使用，效果会更好。

【病案举例】吴某，女，47岁。脱发近1年，现头发稀疏，头皮痒，疲倦乏力，精神不振，面色黄，耳鸣，夜间尤甚，月经延后，行经快结束时腹痛，原有腺肌瘤，行经5天，睡眠尚好，舌质淡，苔薄白，脉沉。因煎药不便，要求服用膏滋。乃投以补肾生发汤加味。山茱萸15g，山药15g，丹皮10g，泽泻10g，熟地黄15g，茯苓15g，女贞子15g，旱莲草15g，当归15g，侧柏叶15g，天麻15g，骨碎补15g，制首乌15g，黄芪30g，白术15g，灵芝30g，红景天30g，绞股蓝30g，冬瓜皮30g，冬瓜仁30g，桑叶15g，桑椹子15g，生晒参15g，金樱子15g。10剂，木糖醇收膏。另用侧柏叶生发酒外搽，二桑洗发水洗头。膏滋连用3次（30剂），头发较前更浓更黑，精神好，自感身体无不适。

辛夷通鼻汤

【方源】此方为笔者的一首临床验方。原方载于《临床常用中药配伍速查手册》第28页。

【组成】辛夷10g，细辛3g，防风10g，白芷10g，黄芩10g，藿香10g，乌梅10g，僵蚕15g，仙鹤草15g，芦根30g，鱼腥草15g，枳壳10g，天花粉15g。

【方歌】辛夷通鼻芷防辛，鱼草芦梅仙鹤芩，花粉枳壳僵蚕藿，鼻部不适此方灵。

【功效】祛风散寒，宣通鼻窍。

【主治】各种鼻病。如过敏性鼻炎所致鼻塞、流涕、头痛等；感冒引起的鼻塞等。

【方解】本方根据肺开窍于鼻的理论立法，宣通鼻窍，促进鼻窍通畅，细辛、白芷、辛夷俱辛温，均能祛风，通鼻窍，同时尤能排出鼻涕，进而减少鼻涕的分泌，三药同用通窍作用更佳。黄芩、芦根、鱼腥草俱寒凉，善清肺热，也能排出鼻涕。上述六药同用，寒温熔于一炉，兼顾各种体质。结合西医学的认知，鼻炎有过敏性一说，加用抗过敏的药物如乌梅、仙鹤草、防风、僵蚕。方中藿香善治多种鼻病，天花粉清热生津，枳壳行气，促使气机畅通，达到鼻窍通，肺窍利。全方共奏宣畅肺气、通畅鼻窍之功。

【使用方法】水煎服。也可做成丸药内服。

【使用注意】注意鼻子防寒，尽量不要受异味刺激。少吃生冷食物。

【加减应用】若鼻炎鼻塞加鹅不食草15g，苍耳子10g；若身体虚弱加黄芪30g，亦可合玉屏风散同用；肺气不宣加用桔梗10g。

【治疗体会】鼻炎有多种，如过敏性鼻炎、慢性鼻炎、急性鼻炎、慢性肥厚性鼻炎、干燥性鼻炎、萎缩性鼻炎、干酪性鼻炎、药物性鼻炎、季节性鼻炎。其中尤以过敏性鼻炎最烦恼，主要表现是经常出现鼻塞、流清水涕、鼻痒、喉部不适、咳嗽等症状。鼻炎除了会喷嚏不断、鼻涕直流、呼吸困难外，还会出现头疼、头昏、记忆力下降等，还可引发哮喘、肺心病等严重并发症。中医对于鼻炎的治疗多采用祛风、化湿、清热、开窍之品。其治疗方法有多种，通过调节人体机能，提升自身抵抗力，再配合中药调理，可以达到标本兼治的目的，能有效地防止鼻炎的发作。本方乃是治疗多种鼻病的一张方子。对于一般的慢性鼻炎等引起的流鼻涕、鼻塞、头痛等有良好的效果。鼻炎需要注意的事项有：①饮食宜清淡，食用容易消化的食物，不宜食用生冷、酸涩之品，保持大便通畅。②注意保暖，多饮水。尤其是鼻子不要受寒冷刺激。鼻塞时不宜强行擤鼻。③使用发汗药物不宜太过。④治疗鼻炎要固护正气，可以配伍诸如黄芪、白术等益气之品。

【病案举例】李某，女，21 岁，本校学生。自述从 3 岁起就出现经常性的“感冒”，每次均出现头痛、鼻塞、不断流鼻涕，伴随痰多，曾用药但效果不佳。舌质淡，苔薄白。诊断为过敏性鼻炎，乃投以上方。7 剂后感觉头痛的症状消失，而且头部轻松。乃再投以 7 剂。该学生自述，3 年过去，从此以后再未有头痛，鼻塞情况。

八画

苦参止痒汤

【方源】原方载于《中医食疗学》第 431 页，原名花椒煎剂。亦载于《临床中药用药鉴别速览》第 480 页，《临床中药学解悟》第 140 页，《中药谚语集成》第 194 页。

【组成】苦参、百部、白鲜皮、地肤子、蛇床子各 30g，花椒 20g，芒硝 50g，樟脑 10g，冰片 2g。

【方歌】苦参止痒白鲜皮，百部花椒蛇肤子，冰片樟脑芒硝入，煎水外洗功效奇。

【功效】杀虫止痒，祛湿解毒。

【主治】多种皮肤瘙痒，如湿疹、湿毒、疮疡等所致的皮肤瘙痒。

【方解】本方组成以燥湿、杀虫、止痒为原则。方中苦参清热燥湿力强，止痒作用好，为治疗各类皮肤疾病的要药，地肤子、白鲜皮祛湿止痒，因湿盛则痒盛，花椒、蛇床子、百部杀虫，均善治皮肤多种寄生虫，如疥虫、滴虫。芒硝软化皮肤，止痒，樟脑、冰片有透皮作用，以利于药物通过皮肤吸收，达到止痒之目的。诸药合用，共奏解毒祛湿、杀虫止痒之功。

【使用方法】煎水外洗、外泡、外敷。

【使用注意】禁内服。若皮肤破损者不宜应用。

【加减应用】还可加苦楝皮、黄柏、土荆皮、黄精等外用。

【治疗体会】人体是一个有机整体，有十二经脉，内属脏腑，外络肢节，遍布全身，与体表皮肤，器官九窍，四肢百骸紧密相连，表里相贯，脏腑相通，达到气血通畅，阴阳协调，而药物通过皮肤吸收，就能达到治疗作用。本方是笔者通过多年的临床总结的一首外用方。方中所选用的药物主要是按止痒为法组方的。

一般患者用药 2 次即能见到明显的效果，尤其是对于阴道滴虫效果特别好，具体应用就是煎水后坐浴。有认为阴道滴虫在治疗方面比较棘手，其实用此方后一般当天就能见到效果。对于全身瘙痒，则可以外洗。

从应用药物止痒的途径来说，内服用药可以达到治疗效果，而外用也同样具有此作用。在选用药物时，根据病情的寒热属性，导致瘙痒的原因，如湿、风、毒、虫等来选用药物就能达到有的放矢。笔者的这首验方，就照顾了上面诸多因素。皮肤是人体最大的器官，亦是天然的半透膜，有分泌、排泄、吸收的作用。利用药物浸泡、热敷，可以使药直接通过皮肤吸收，快速到达病变部位，提高药物的作用。能够促使药物进入体内，樟脑作用很好，从药性来说，更好的应是麝香，但麝香货源稀少，价格高昂，所以用樟脑、冰片最合适。中医所说的虫，并非单指肠道寄生虫，根据情况，在治疗上可以内服或外用。若为肠道寄生虫，如蛔虫多采用内服之品。若为皮肤寄生虫，如疥虫、阴道滴虫，则外用为佳。对于西医所说的真菌、霉菌感染，使用中药外用，有良好的止痒作用。笔者体验，外用以苦参作用最好，最安全。若湿重可以加用祛湿药物，如椿皮、枯矾。若虫证明显，可以加用杀虫之药，如苦楝皮、川楝子等。

【病案举例】严某，女，50 岁。患者因胆囊炎住院手术治疗 1 周后，突然外阴瘙痒难忍，搔抓，整夜不能入睡，经诊治为阴道滴虫。患者连续 7 天不能入睡，甚是痛苦，患者的女儿是笔者授课班上学生，乃求治于笔者，于是书以上方 3 剂，嘱其煎水后坐浴，当晚坐浴 1 次后外阴即不痒，第 2 日坐浴后即无任何不适，患者因觉已不瘙痒，即停药，为巩固疗效，嘱其将 3 剂药物用完后再用 3 剂。

侧柏叶生发酒

【方源】原方载于《临床中药用药鉴别速览》第 349 页，《临床中药学解悟》第 339 页。乃笔者通过多年的临床体会总结的一首经验方。30 多年前接诊一位年轻男性患者，因多服人参后导致脱发，几乎成光头，求诊于笔者，当时笔者对治疗脱发尚无经验，但对于常用中药功效很熟悉，乃按照补肾、祛风、活血的原则，用了一个外用药酒方，不想竟收到意想不到的好效果。3 个月后头发长出，半年后头发长得竟然较前更黑、亮。以后笔者在临床中经多次应用均有效，乃成为笔者的经验方。

【组成】侧柏叶、三七、红参、天麻、制首乌、当归、骨碎补各等量。

【方歌】侧柏生发归三七，红参天麻首乌益，补肾需用骨碎补，乌须黑发酒搽宜。

【功效】补肾祛风，生发乌发。

【主治】多种原因所致脱发、白发、头皮屑过多，头皮痒。

【方解】此方立足于祛风、活血、补肾三大原则。方中侧柏叶乃是治疗脱发要药，在古代的本草书中即有记载。天麻祛风，因头居上巅，风邪最易袭之，而头部受到风邪的侵蚀，就会导致头发掉落，故以其祛风，从而达到固发之功。三七活血，若血瘀导致气血运行不畅就会导致头发异常，故以其活血兼养血而生发。制首乌补益肝肾，头发的生长与肾的关系最为密切，取制首乌补益作用达到乌发生发作用，此乃是治疗头发异常的要药。骨碎补补肾，尤对肾虚脱发效果好。当归养血，发乃血之余，若血虚头发得不到濡润就会掉落，故取其补血生发。人参补气，气能生血，而血足则能固发。全方具有祛风活血、补气养血、滋养肝肾之功，共奏生发乌发之效。

【使用方法】将上述药物一同浸入到 45° 白酒中，浸泡半个月后，以此酒外搽。不拘次数。要坚持应用，一般在用药 1 个月后出现效果。所用白酒的度数不能太高，因为会影响药的成分溶出，也不能太低，因为会影响药酒的保管，甚至变质。以药酒外搽，使药物可以直达病所，药汁直接作用于头发促其生长。

【使用注意】此方外用，将浸泡 1 遍所泡之酒用完后，可以再加同一种酒浸泡后用。若平时头皮屑多，可用本书介绍的“二桑洗发水（桑叶、桑白皮、侧柏叶、生山楂）”煎水后洗头，再用药酒外搽。

【加减应用】若身体虚弱，还可在方中加用黄精、熟地黄。头皮屑过多加用生山楂。均与原方所用药物等量。亦可添加 0.1g 麝香于药酒中。

【治疗体会】谚语讲“人老先从头上老，白的多，黑的少”。头发变白是随着年龄的增长逐渐形成的，预示着人将衰老，随着年龄的增长，头发的变化大体可以看出人的肾中精气的盛衰情况以及衰老的演变过程。根据《黄帝内经》的记载，人到了 40 岁后，肾的精气开始衰退，并有掉发的现象，48 岁左右，发鬓出现花白，而到了 64 岁，肾的精气更加衰退，头发变白，身体沉重，步履不稳，一般情况下，头发变白为全身衰老的先兆。其实头发变白是可以延缓的，只要用中药进行预防和治疗，就可以推迟头发变白。

本方立足于使药物直达病所，用酒外搽，作用快，无副作用，临床也可根据祛风、活血、补肾的原则，配合内服药“补肾生发汤”效果更好。笔者的体会是，男性脱发补肾精，女性脱发养肝血。男性脱发与先天遗传因素有关，脱发多为大片，多在头顶，人们戏称为聪明透顶，和雄激素关系较大。女士发病率仅为男性的 1/4。女性脱发多较弥散，亦多见斑秃。女性脱发和神经、内分泌系统关系较大，与后天情志因素相连。

要注意的是，根据文献记载，凡用地黄不能与莱菔子同用，否则头发变白。在预防白发、脱发方面除用药物外，生活中不要将地黄（生地黄、熟地黄）与萝卜同用。对于脱发的治疗，要注意4个环节：

1. 要祛风：风盛血燥，发失濡养，起病突然，头发干燥或片脱落，皮红光泽，自觉发痒或不痒。在选用祛风之品时，笔者认为最好的药物是天麻，因天麻虽然祛风，但并不辛燥，且有补益作用。所以在治疗脱发时，注意要选用祛风之品。

2. 要活血：血虚、血瘀、血寒、血热均可能导致脱发。笔者认为血瘀是一个重要方面，所以笔者多选用三七、当归。此二药的特点是对于多种血病均有治疗作用，同用则效果更好一些。因活血也可以促进血液的生成，也有助于头发的生长。

3. 要补肾：肾之华在发，发为血之余。《素问·上古天真论》曰："丈夫八岁，肾气实，发长齿更""五八肾气衰，发堕齿枯。"血衰则发衰，《诸病源候论·卷二十七·毛发病诸候》曰："若血盛则荣于须发，故须发美，若血气衰弱，经脉虚竭，不能荣润，故须发秃落。"巢氏还指出：常梳头可使血液不滞，发根常牢。所以治疗脱发要注意补肾，而补肾不能用峻猛之品，要循序渐进，这样才能达到有效又不伤身体。

4. 要去油：有些人头上油脂分泌过多，导致脱发，尤其是脂溢性脱发，如《医宗金鉴·卷六十三·油风》中曰："油风毛发干焦脱，皮红光亮痒难堪。"概括了此病的症状和特点。其应用神应养真丹（羌活、木瓜、天麻、白芍、当归、菟丝子、熟地黄、川芎）以祛油。在去油方面，笔者应用生山楂、桑白皮等煎水洗头，对于减少油脂分泌过多有很好的作用。若要应用药酒外搽之前，先用生山楂、桑白皮等洗发后再用药酒，作用会更好一些。另外要尽量避免烫发、染发，以防对头发的不良刺激。

【病案举例】韦某，女，35岁，干部。自述近2年来，头发不断呈散在性脱落，每次洗头则成把地掉落，油多，曾内服中药及外用药效果不显。乃投以侧柏叶生发酒外搽，另用补肾中药内服，但以外用为主，连续应用3个月后，头发无脱落，半年后头发油光闪亮，较之以前更为浓密，并且无头皮屑。

狐臭止臭方

【方源】本方系笔者在临床上针对狐臭患者一首外用方。

【组成】樟脑、白蚤休、红蚤休、木香、山柰、青蒿、姜黄各等量，冰片少许，研末，外用。

【方歌】狐臭止臭用姜黄，樟脑冰片木香蒿，红白蚤休与山柰，研末泡敷是妙方。

【功效】芳香除臭，运行气血。

【主治】狐臭，臭汗，脚汗多，湿痒。

【方解】全方选用芳香除湿，活血药物以祛除臭气，减少汗液，达到消除狐臭的作用。白蚤休、红蚤休解毒凉血，祛除热毒，抑制汗液分泌，木香、山柰、青蒿芳香除湿，姜黄活血化瘀，樟脑、冰片辟秽，掩盖臭味，共奏消除体臭的作用。

【使用方法】将药物研粉，外扑臭汗处，或以面粉少许与药粉调成糊粑，贴于病患处固定。每日 1 换。

【使用注意】此药不内服。

【加减应用】还可以加用具有芳香气味的药材，如砂仁、白豆蔻等。

【治疗体会】狐臭，亦称腋臭、体臭，是指分泌的汗液有特殊的臭味或汗液经分解后产生臭味，见于多汗、汗液不易蒸发和大汗腺所在的部位，尤以腋窝臭汗症最为常见。

腋臭在天热多汗时较为明显，多在浅色衣物上留下淡黄色痕迹，因其臭味特殊，很容易与普通汗臭味区分。狐臭往往给人带来诸多不便，因为狐臭的刺鼻气味使人感到特别厌烦，闻到这种的气味的人大多掩鼻远离。狐臭也给人造成很大的心理负担并有自卑感，从而影响工作和学习，以及交际。过多的流汗和狐臭，会把衣服染黄，并留下久久不散的味道，夏季天热容易加重。

治疗狐臭最简单的方法是手术，但有人不想做手术，那就只有用药治疗了，分为内服药、外用药，以外用药多用。非手术方法适合腋臭较轻的患者。中医治疗以外用为主，可起到一定的疗效。一般是将药物研末外敷，或煎水外洗。笔者这张处方经过多人应用后，感觉臭味有所减轻，但并不能从根本上彻底根除。

【病案举例】杨某某，银行职员。45 岁。自述每到夏季出汗过多即出现腋下散发狐臭味，用过不少外用药，但效果不显，建议手术，但患者不愿手术，希望通过外用的方法减轻臭味。结合患者情况，乃用狐臭除臭方外用，将药物以面粉调后，置于腋下，自述用药后，臭味减轻，感到自信心也好些，能够结交人了。

降糖冲剂

【方源】原方载于《临床中药学解悟》第 524 页。

【组成】炒黑大豆 500g，制首乌 300g，茯苓 300g，炒核桃 500g，桑椹子 300g，枸杞子 300g。

【方歌】降糖冲剂黑豆炒，首乌苓桑杞核桃，药食两用方平和，坚持服用始见效。

【功效】补肾降糖，强壮身体。

【主治】糖尿病所致身体虚弱，出现三多一少（饮多、食多、尿多、消瘦）均可以应用，有良好的营养身体的作用。

【方解】本方多为药食兼用之品，作用平和，久服无副作用。方中所载药物均具有降低血糖的作用。多服亦无害处，黑大豆具有补肾作用，善治肾虚病证，中医认为黑入肾，既作食物，也是药物。制首乌、核桃、桑椹子、枸杞子均为补肾佳品，对于阴阳虚损病证均可以选用，特点是药性平和，补益不壅滞，而培补身体的作用又明显。茯苓健脾渗湿，防诸药壅塞。全方以补肾为主。因糖尿病多有阴伤现象，故以诸药从补肾入手，达到缓解三多一少之作用。

【使用方法】共研末，每次冲服 15g，每日 3 次。

【使用注意】糖尿病者服药要坚持用药才有效果。

【加减应用】糖尿病病因虽多，总以禀赋不足、气阴两虚为内因，过食肥甘、情志刺激、劳欲过度、形体肥胖、六淫邪毒为外因。尤以气阴两虚多见，也有夹瘀血、热毒者。瘀血者，气虚者血必瘀，阴虚者血必滞；热毒者，乃六淫邪毒入侵肌腠，致局部经络阻塞，气血凝滞，郁久化热，因热生毒。可以适当加用补益之品，如山药、黄芪、生地黄、人参、天花粉、石斛、葛根，并可以少佐肉桂。

【治疗体会】本方采取食疗的方法来预防和治疗糖尿病，从临床来看，选用药食兼用之品治疗疾病，有独到之处，其特点是：①药性平和，且无副作用。②患者易于接受。③服用方便简单。④循序渐进，可以弥补纯药物药性偏于过猛等。

从传统对于糖尿病的认识来看，糖尿病相当于消渴病，其发病多为阴伤火旺的病证，中医将其分为上中下三消，其中以多饮者为上消，多食者为中消，多尿者为下消。在选方用药方面，多以清热泻火、生津止渴为法，但也并不尽然，如张仲景采用金匮肾气丸治疗饮水多，所谓“男子消渴，小便反多，以饮一斗，小便一斗，肾气丸主之”。但大多情况下，多采用清热生津之品。笔者认为，虽然将其分为上中下三消，在辨证方面也有此论，但在用药方面则必须照顾上中下的部位，只是用药部位的侧重面不同而已。如治疗上消要照顾中焦、下焦的部位。对于糖尿病在选用生津之品时，不能太过于滋腻，这样容易恋邪，笔者体会应该应用一些性质比较平和的药物，如山药、石斛、天花粉等，有条件的情况下可以选用鲜芦根、鲜茅根等。其用药不能太过于孟浪，也不能操之过急，此病难以痊愈，所以在缓解其病证方面主要是解决临床症状。在选用食疗方面，糖尿病患者的食物应选用含糖量少、刺激性弱、性质不燥之品。控制饮食主要是不用温燥、辛辣食物，按照现在的认识主要是慎食高热量的食物。要保持饮食平衡，比例合适。少食脂肪类食物，尤不宜动物类脂肪，因动物类脂肪含有较多的饱和脂肪酸，容易引起人体动脉硬化，使用油类以植物类者为好。食物粗细要搭配。从糖尿病的饮食来说，应是低糖、低脂肪、高纤维素以及足够的水分，少吃盐，以减少胆固醇和饱和脂肪酸的摄入。

目前对于消渴病的治疗方法很多，从脏腑立论，分别有从肝论治，从脾论治，从补肾论治。从辨证论治的途径来说，有以下方法：①活血化瘀法：适用于血瘀阻络者，表现为舌质紫暗、瘀点或瘀斑，常选用桃仁、红花、三七、丹参、鸡血藤等。②滋阴清热法：适用于口干、口渴、口苦，五心烦热，多食，易饥，盗汗，多选用天花粉、知母、黄连、玄参、沙参、旱莲草、山药等。③清热解毒法：适用于口舌生疮、口苦目赤、疮疡疔肿、便秘尿黄，常选用鱼腥草、白茅根、金银花，蒲公英等。④益气生津法：适用于口干舌燥、多饮多尿、疲乏无力，常选用黄芪、人参、山药、麦冬、沙参等。⑤疏肝解郁法：适用于情绪抑郁、纳呆少食、胸胁胀闷、急躁易怒，常选用柴胡、白芍、荔枝核、佛手、香附等。⑥泻下润燥法：适用于口干舌燥、大便干燥，常选用玄参、生地黄、麦冬、当归、肉苁蓉等。此外祛痰化湿法、健脾补肾法、益气健脾法也常应用。

糖尿病患者的注意事项：①禁酒：饮酒不利于病情的控制。饮酒可使胰岛素分泌增加，对用胰岛素、降糖药治疗的患者容易发生低血糖。长期饮酒会引起肝功能受损，饮酒同时还降低脂肪在体内的消耗率。②低盐饮食：控制高血压可使尿蛋白排出减少。③饮食应有规律：不能饥饱无常，应严格控制血糖。糖尿病难以治愈，故用药需要有耐心。

九画

枳壳抗敏汤

【方源】此方为治疗荨麻疹的一首经验方。原方载于《中医膏方治验》第 187 页。

【组成】枳壳 10g，荆芥 10g，防风 10g，徐长卿 15g，当归 15g，川芎 10g，乌梅 15g，仙鹤草 15g，夜交藤 15g，酸枣仁 30g，地肤子 15g，紫草 15g，凌霄花 15g，甘草 6g。

【方歌】枳壳抗敏梅三草（仙鹤草、紫草、甘草），荆防归芎凌酸枣，长卿交藤地肤子，祛风止痒效果好。

【功效】清热凉血，祛风止痒。

【主治】荨麻疹，皮肤瘙痒，风团，起疹，时隐时发，小如麻点，大如豆粒，为扁平硬节，高出皮肤，一旦搔破，则连结成片，皮肤划痕症明显。

【方解】方中以枳壳行气祛风，用治瘙痒病症，枳实、枳壳祛风止痒，在《本经·中品》中即有记载，云："主大风在皮肤中，如麻豆苦痒"，荆芥、防风祛风止痒，所谓治风先治血，故以当归养血，川芎活血，紫草、凌霄花凉血，仙鹤草止血，防止血热血液妄行，酸枣仁、夜交藤养血安神，同时夜交藤亦为止痒常药，徐长卿乃是治疗瘙痒要药，配伍上述诸药可以加强止痒作用，乌梅、仙鹤草收敛，防止搔抓引起的出血，地肤子祛湿止痒，甘草调和诸药。全方共奏养血祛风、活血止痒之效。

【使用方法】水煎服，若慢性荨麻疹则熬制成膏滋，便于坚持应用。

【加减应用】血分有热加用生地黄、赤芍、丹皮以凉血止血，气虚加生黄芪固护肌表，痒感明显者加刺蒺藜、蝉蜕、僵蚕，严重者加乌梢蛇搜风，湿毒盛者加白鲜皮、连翘、茵陈、泽兰。

【使用注意】忌辛辣、海鲜类和牛羊肉等发物。

【治疗体会】荨麻疹又名瘾疹、痦瘟、痦瘤𤺥、风痦瘟、风痦瘤、风疹块、鬼风疙瘩等，其病因非常复杂，许多患者找不到发病原因。中医认为，风邪、湿邪、热邪、血虚、虫淫等可为致病的原因。治疗荨麻疹以祛风除湿、清热解毒、养血润燥、活血化瘀为原则，以达到驱邪扶正止痒的作用。通过多年临床，总结这首治疗皮疹、荨麻疹的验方。

瘾疹早在《素问·四时刺逆从论》中即有记载。风邪客于肌中，真气发散，又夹寒搏于皮肤，外发腠理，淫气妄行，则为痒也。此证主要是风邪外袭，腠理空虚为主要病因。风邪往来于腠理之间，则风团此起彼伏，而瘙痒不已。风为阳邪，其邪伤及肤表，郁而不散，最易血热化燥，热与湿气相合，蕴蓄不散，就会形成风邪外发，湿热内蕴证候。故治疗要祛风凉血、活血化瘀，兼以祛湿。

治疗皮肤瘙痒，要加用安神之品，尤其是夜间瘙痒更甚者，因为瘙痒会影响睡眠，加用安神之品，可以免搔抓之苦，其中夜交藤、酸枣仁能安神，夜交藤亦止痒。方中的乌梅、仙鹤草、防风、徐长卿现在认为有抗过敏的作用。

枳壳乃是止痒要药，用治风疹瘙痒以及其他原因所致的痒感，《本经》载其具有止痒作用，甄权云枳壳主“遍身风疹，肌中如麻豆恶疮”，凡皮肤过敏导致的瘙痒病证为首选，如荆防败毒散中就应用了枳壳。一些较为顽固的瘙痒病证，应加用枳壳，既有行气祛风之效，同时又有促进气血运行的作用。瘙痒病证与“风”有关，所谓“治风先治血，血行风自灭”，笔者尤喜用凌霄花、紫草凉血以止痒。

【病案举例】肖某，女，56岁。患荨麻疹半年，诱因不明，经常10天左右即发，每次发作时周身痒，以四肢明显，起疙瘩，有划痕症，睡眠差，用西药后嗜睡，不敢用之，近口腔溃疡，舌质偏暗，苔少，脉微弦。投枳壳抗敏汤：枳壳10g，荆芥10g，防风 10g，徐长卿 15g，当归 15g，川芎 10g，乌梅 15g，仙鹤草 15g，夜交藤 15g，酸枣仁 30g，地肤子 15g，紫草 15g，凌霄花 15g，蝉蜕 10 克，甘草 6g。此方服用 5 剂后症状缓解，连续服用 14 剂，至今已 3 年未有复发。

枸杞子补酒

【方源】原方载于《中医食疗学》第 378 页，《临床中药学解悟》第 525 页，《中药谚语集成》第 74 页。

【组成】枸杞子 100g，三七 50g，红参 50g，海马 30g，当归 50g，黄精 50g，熟地黄 50g，五加皮 10g。

【方歌】枸杞补酒强身体，三七红参归熟地，海马黄精同泡酒，防治生痰五加皮。

【功效】补益气血，强壮肝肾。

【主治】此方具有养颜滋补、补精益气等多种作用，适用于多种虚损病证，如体质虚弱、畏寒怕冷、疲倦乏力、精神不振、早泄阳痿等。经常少量饮用，可增强抗病能力，延缓衰老。

【方解】此方以补虚强壮之品的药物组方，是按照酒剂的特点选药的。方中枸杞子甘甜可口，因具有补益气血阴阳诸多作用，泡药酒为首选之品，并重用。红参具有良好的补益之功，通过补气也能生血，为常用的强壮药物。当归补血活血，并能防补药滋腻。熟地黄补血生精，其味甜，可使酒剂甘甜可口。三七活血补虚，促进血液运行。海马温肾壮阳，黄精补阴，为常用的保健强身要品。诸药配伍则气血阴阳皆补。五加皮防止酒生痰，为酒剂要药。此酒味道甘甜，入口平和，无刺激性。此方具有补益气血阴阳诸多作用。

【使用方法】将上述药物浸泡于 45° 左右白酒，酒的度数高不过 48°，低不过 42°，浸泡半个月后饮用，每日每次不超过 50ml。

【使用注意】此药酒刚开始饮用时味微苦，慢慢则味道变成甘甜，这主要是因为方中五加皮味苦的原因。此方为强壮补剂，坚持服用，具有良好的补益作用。现有些科普书籍云泡药酒要用高度酒，其实是不对的，因为高度酒（指53°以上的酒）刺激性强，也容易使药材硬化。也不能用太低的酒，因为这样容易导致药材变质。

【加减应用】上述药酒方中还可以加制首乌50g，鹿茸10g，一起泡酒。

【治疗体会】本方为治疗虚弱的方子，适应于一些长期患有慢性病，同时又能接受药酒者。以药酒来治疗疾病，简单、方便，疗效明显，尤其是一些平时善于饮酒的人，多喜用药酒治病。通过多年的临床总结，笔者认为有些疾病，在治疗方面，不能操之过急，只要坚持用药酒治疗，多能收到理想的效果。药酒是将药物浸泡于酒中，因为酒本身也是一种药物，也是很好的溶媒，目的是利用酒的行散之性，达到畅通血脉、散瘀活血、祛风散寒、消除冷积、振奋精神和引药上行等作用，所以，酒和药加在一起，可以增强药效，服用也很方便。

用酒泡中药治疗疾病有其独特的疗效，药酒一般分为两类，一类是用于筋骨酸痛、风湿痹痛的药酒，现市面上的如国公酒、五加皮酒、木瓜酒等。另一类是滋补酒，主要是用于滋补健身的，如人参酒、枸杞酒、参杞酒、龟龄集酒等。这首枸杞子补酒，既可用于风湿病证，也具有强壮作用，尤其是对于年龄偏大、身体虚弱者服用作用好。人体的气血、阴阳不足所导致的虚损，采用养生抗衰老药酒，则能达到身体健康、脏腑功能活动正常、益寿延年的作用。现代科学研究证明，酒对人体健康有两重性，有益也有害，主要与饮酒的量有关，少量饮酒有益，多饮有害。少饮可刺激食欲，有利于胆固醇的分解代谢；多饮则损害肝脏功能，引起肝内脂肪沉积，并可诱发溃疡病，干扰营养素的吸收等。

用药酒防衰抗老，其优势是：①服用方便：滋补药酒药性多为甘甜之品。同时药酒方中虽然药味众多，制成药酒后，剂量较之汤剂、丸剂明显缩小，并可较长时间坚持服，且省时省力。②乐于接受：药酒容易为患者接受，并且服用药酒，既没有饮用酒的辛辣呛口，又没有汤剂之药味苦涩，饮用药酒也是一种享受。③吸收快：饮用药酒后，因为人体对酒的吸收较快，药酒吸收而进入血液循环，周流全身，能较快地发挥治疗作用。④好控制剂量：药酒是均匀的溶液，单位体积中的有效成分固定不变，按量饮用，能有效掌握治疗剂量，一般可放心饮用。⑤适应证广：药酒既可治病防病，又可养生保健、美容润肤，可针对多种疾病用之。⑥容易保存：药酒本身就具有一定的杀菌防腐作用，药酒只要配制适当，遮光密封保存，便可经久存放，不致发生腐败变质现象。

泡药酒方法：①选药：宜选用甘味药，不要选用苦味、涩味、怪味、异味药，以免口感不好，不宜饮用。宜选用根类、果实类，如人参、枸杞等。不要选用质地疏松的药材，因为其占空间大，吸附酒多，浪费酒。一般不要选用草类药，因草类漂浮于酒面，既耗酒，又占空间。同时选药时，饮酒者在感官上对于此药能够接受方可以选用，如有人怕蜈蚣、蛇，对这类人就不要选用之。②选酒：宜选用45°左右的白酒为宜，不要高度酒、低度酒。因高度酒会使药材变硬，有效成分不易溶解出来，同时高度酒刺激性强，不便于饮用，而低度酒会使药酒变质，不易保存。③药与酒的比例：一般将药材置于酒中，酒应高于药面3cm左右，使药材全部浸入酒中，如吸酒性强，可多放点酒，如吸酒性不强，耗酒不多，可少放点酒。④泡法：冷浸法是把中药研成粗末，也可以不研，密封浸泡在45°度左右的白酒内。补药浸泡的时间长些，药效更好。热浸法是将药材置于密封的酒器中后，将酒器放在温水中加热，以加快药材的溶解速度。⑤浸泡时间：一般冷浸法泡半个月后可饮用。热浸法1周时间可以饮用。⑥饮用：将药酒泡好以后，第 1 次所用药酒服完后，还可酌加白酒再浸 1~2 次。在第 2 次加兑的酒，一定要与上次所用的酒为同一种酒，不要用杂酒，如首次泡酒用的是稻花香酒，下次加酒仍应用稻花香酒。⑦饮量：每日不超过 50mL。若善于饮酒的人，可以将此 50ml 酒 1 次饮用，若不善饮酒之人，可以将药酒分上下午 2 次饮用。若过饮则不妥，因为既是酒，就有毒，只有少量饮用才能达到治病的作用，过量则适得其反。⑧关于饮酒的禁忌：患有感冒、头痛、发热、哮喘、肺结核、咯血、高血压、冠心病、神经衰弱、肝硬化、急慢性胃炎、胰腺炎、糖尿病、痛风、骨折、阳痿患者，酒精过敏者不宜饮用。

【病案举例】黄某，男，52 岁。自述精神不振，容易疲倦，性功能低下，影响夫妻关系，睡眠一般，舌质淡，苔薄白，脉沉无力，希望用酒剂进行调理。乃为其用枸杞子补酒：枸杞子 100g，三七 50g，红参 50g，海马 30g，当归 50g，黄精 50g，熟地黄 50g，鹿茸 10g，五加皮 10g。泡酒饮服，连用 3 料，现精力旺盛，性功能正常，睡眠好。

骨质增生消退散

【方源】这是笔者多年来总结的一首经验方。原方载于《临床常用中药配伍速查手册》第 307 页。

【组成】白芥子、大黄、肉桂、吴茱萸、乳香、没药、樟脑、细辛、麻黄、桂枝各等量。

【方歌】骨质增生消退方，桂枝樟脑辛麻黄，大黄乳没萸官桂，再添白芥骨刺亡。

【功效】祛风散寒，活血止痛。

【主治】各个部位的骨质增生，疼痛，风湿痹痛。

【方解】骨质增生一般多见于老年人，与感受风寒湿邪、痰湿停滞、瘀血阻络、肝肾亏虚、长期局部受刺激、外伤等有关。

应用外用的方法治疗骨质增生，使药物直达病所，所谓“外治之理即内治之理，外治之药即内治之药，所异者，法耳”。由此可透入皮肤产生活血止痛、通经活络、开窍透骨、祛风散寒等效果，调理机体阴阳平衡，扶正固本、改善体质，从而达到彻底治愈该病的目的。方中乳香、没药、大黄活血化瘀，促进气血运行；麻黄、桂枝、肉桂、吴茱萸、细辛温通经络，散寒止痛；白芥子祛皮里膜外之痰，防止骨刺产生；樟脑透达皮肤，促使药物被体内吸收。诸药合用，达到消除骨刺的作用。

【使用方法】上药各等份，研末后用醋调成糊状，外敷病变部位。

【使用注意】上方中的白芥子外用会导致皮肤起疱，应用的时间不宜太长，否则会流水，瘙痒。但根据笔者的经验体会，若外用药物导致皮肤起疱后，将其用消毒的针挑破后使其流水后，作用会更好。

【加减应用】若皮肤过敏者，可以去掉方中白芥子。

【治疗体会】骨质增生是骨关节退行性改变的一种表现，是中老年人常见的慢性疾病，表现为关节边缘骨质增生、关节发僵，伴有疼痛，而当活动后发僵现象好转，疼痛缓解，这是因为气血运行之故，而持续活动多后疼痛又重。经休息、热敷等治疗后疼痛缓解，天气湿冷症状加重。关节有时轻度肿大，关节边缘压痛，两膝与手指关节最为明显。骨质增生的本质是人体骨骼的一种衰老现象，随着人的年龄增长，人的脊柱和关节周围的肌肉、韧带等组织会发生退行性改变，使脊柱和关节的平衡遭到破坏。机体为了适应这些变化，就会导致骨质增生。所以本方选用多味活血止痛之品，用外用的方法，促进气血运行，消除骨刺。

1. 选用药物：选择治疗骨质增生一般要用祛风通络之品，根据笔者多年的临床体会，要用温性的通络之品，不要轻易选用寒凉之品，有些寒凉药物虽然本草书中记载具有通络作用，而实际上若选用这部分药物并不能达到预期的效果。笔者在临床上曾多次见到，辨证为热痹，而应用寒凉药物后，如防己、豨莶草、忍冬藤等，其并不能缓解病证，有时甚至加重病情，而采用温性之品却能达到治疗作用，所以应用药物要考虑到风湿的病因多为寒湿。

2. 治疗方法：从治疗的方法来看，可以有多种，采用内服药物是从调整全身机能入手的，而外用则可以使药物直达病所，立竿见影，有些顽固性疾病，外用可以更有利于药物发挥作用。笔者认为治疗骨质增生应提倡外用药。用中药外用治疗骨质增生，效果是明确的，但通常以治疗人体下半部病证更多用，这是因为风湿病证以人体下部多发，外洗、外敷也更方便一些。

【病案举例】刘某，女，28 岁。武昌某货运站货运员，未婚。患者平时身体并无异常，一次不知何因突然导致跛行，即于医院治疗，但到过多家医院均诊断不清，查不出任何原因，并且跛行仍在加重，治疗 4 年，情况不明，患者为此恋爱亦失败，苦闷异常。乃求治于笔者。余先与推拿治疗但效果不显。考虑到可能是大腿内侧某部位所谓筋出槽所致，因推拿不方便，乃采用外治之法，即投以上方，连续敷药 3 天，未见效果，到第 4 天出现皮肤起疱，瘙痒，搔抓，抓后流水，呈黏液状，但流水后感到跛行好转，到第 7 天后，跛行完全消失。由此笔者悟出，此方可能是因为祛除某部位水湿达到治病的目的。后用于各个部位的骨质增生，将其外用能达到很好的止痛作用，同时增生的骨质也能消除。

香附调经汤

【方源】此方为笔者治疗月经不调的经验方。原方载于《中药谚语集成》第 235 页。

【组成】香附 15g，郁金 15g，当归 15g，白芍 15g，川芎 10g，佛手 15g，玫瑰花 15g，生山楂 15g，延胡索 15g，乌药

10g，枳实 10g，木香 6g。

【方歌】香附调经花归芍，佛芎金木延乌药，山楂同入须生用，枳实共煮月经调。

【功效】行气活血，调经止痛。

【主治】女子月经不调，痛经，闭经以及胸胁疼痛，胀满不适。

【方解】此方含有四物汤的意思，但又不是四物汤的原方。当归、白芍、川芎补血活血，女子以血为本，调理气血为根本治法。乌药、枳实、木香、香附同用，以增强行气作用。月经不调与气滞的关系最密切，香附、郁金配伍同用，达到气血并治，同用作用更好，根据临床应用来看，单用其中一药效果不及配伍后的作用好，二药有气中之血药、血中之气药之谓。方中的生山楂是笔者结合张锡纯的认识选用的，其活血以达到调经之功。佛手、玫瑰花、延胡索具有调理气血的作用，乃是笔者的经验用药和习惯用药，尤其是延胡索乃是止痛良药。凡治疗痛经，延胡索不可少。全方具有调理气血、通络止痛的作用。

【使用方法】水煎服。也可以做成丸剂、膏剂内服。

【使用注意】此方虽治疗月经病变，作用平和，但如果行经期间应停用或减量服用，因方中有活血药物，以防加重出血。

【加减应用】若气郁可加橘络 15g，柴胡 6g，若气郁又兼脾虚，可以与逍遥散同用。一般情况下，逍遥散中的白术、茯苓乃是治疗脾虚之要药，但若无脾虚者多不用。若瘀滞稍重可加月季花 15g，若经血多可加茜草 10g，经血少加益母草 15g，泽兰 15g，疼痛较甚加徐长卿 15g，出血多又疼痛甚者加三七 10g。若月经提前，为热邪所致者，加黄芩等以清热；若月经推迟，为寒邪所致者，加干姜等以散寒；若经期延长，为气不摄血，加黄芪、白术等；若月经量多，因瘀血所致者，加丹参、丹皮等活血；若月经量少，为气血亏虚者，加黄芪、生晒参等补气血。若月经先后无定期，根据具体病证，加解郁、活血、补血等。

【治疗体会】香附调经汤是笔者通过多年的临床总结的一首治疗月经不调的方子，对于寒热虚实病证均可以加减使用，对于少女的痛经、闭经有良好的作用，尤其是当快要行经之时，因精神紧张罹患此病者，如学生遇到临近考试来月经，或受到意外刺激，或喜爱吃寒凉食物等导致应行经而不行经者，此方有良好效果。闭经分为原发性闭经和继发性闭经。女子年逾 16 岁尚未初潮为原发性闭经；月经周期建立后又中断 6 个月以上或者月经停闭 3 个周期者，为继发性闭经。

痛经以伴随月经来潮而周期性小腹疼痛为主要表现特点，根据其疼痛发生的时间、部位、性质、喜按或拒按等不同情况，一般痛在经前多属实；痛在经后多属虚。痛胀俱甚、拒按，多属实；隐隐作痛、喜揉喜按，多属虚。得热痛减多为寒，得热痛甚多为热。痛甚于胀多为血瘀，胀甚于痛多为气滞。痛在两侧少腹病多在肝，痛连腰际病多在肾。痛经的病机以气血运行不畅、不通则痛为主，也可见到血海亏虚胞脉失养的不荣则痛。

产生痛经的原因有不通则痛、不荣则痛、寒凝则痛等多种原因，所以治疗痛经，要化瘀止痛、养血止痛、散寒止痛。只要气血通畅、气血和畅、寒邪散失，痛经自然就会好转。调理气血为治疗月经不调的根本方法。

1. 重在理气：百病生于气，妇人多郁善怒，情志变化最显，气结则血亦结。全方选药以行气为主，因为月经不调对于青年女子而言，更多为气机阻滞所致，女子以血为本，但对于青年女子的月经问题，笔者认为主要还是气机不畅所致，故选药重在行气，兼用血分之药，使气机调畅，疼痛就会缓解。所谓调经而不理气，非其治也。笔者尤喜用乌药、枳实、木香、香附行气止痛，配伍同用，调气作用更好，尤其是乌药乃是行气要药，其特点是凡心胸、腹部疼痛均作为首选之品，其具有良好的止痛作用，为必用之药。香附、郁金同用，达到气血并治的作用，二药有气中之血药、血中之气药之谓。

2. 选药平淡：治疗痛经的药物很多，以选用药性平和者为宜。笔者体会选药不能太猛烈，以选用诸如生山楂、枳实、佛手、玫瑰花等为宜。一般不要轻易选用动物药物，如土鳖虫、穿山甲。只有当出现闭经等严重征象者方可以用虫药，药量也不能过大。少女在生长发育期间，若大剂量使用通经药，而带来的麻烦也会不少。生山楂乃是治疗月经不调、痛经要药。经期要减量或停服：此方虽有调经作用，方中当归、延胡索活血，会导致出血过多。同时行气药物也会加重出血，故在经期时应减量。

3. 兼顾脾胃：调经之时，要兼顾脾胃，因为气机郁滞会影响脾胃功能，月经失调者多见脾胃病变，如纳差便溏、面浮肢肿。笔者尤其喜用炒二芽、白术、扁豆、茯苓、佛手、木香。

【病案举例】向某，女，22岁。本校学生。自述3个月未来月经，平时身体状况良好，也无不良习惯，除腹部时有胀感外，其他并无不适感。舌质淡，苔薄白，舌边有齿印，脉缓。乃投以香附调经汤原方，服3剂后月经来潮。自述3年来月经一直正常。

结肿外敷散

【方源】本方为治疗结肿的一首经验方。原方载于《方药传心录》第82页，原名甲状腺肿大外敷散。

【组成】姜黄50g，白蚤休50g，黄药子50g，延胡索50g，大黄50g，三棱50g，莪术50g，天花粉50g，乳香50g，没药50g，细辛30g，樟脑20g，肉桂20g，天南星100g。

【方歌】结肿外敷重南星，蚤休延胡肉桂辛，三黄（黄药子、大黄、姜黄）三棱莪乳没，龙脑花粉醋调匀。

【功效】活血化瘀，散结止痛。

【主治】甲状腺肿大以及其他部位的肿块，如痰核、包块、瘰疬。

【方解】此方是笔者根据内病外治的原则，选用具有活血化瘀、散结消肿的方法而组方的。方中重用天南星散结消肿，姜黄、延胡索、大黄、三棱、莪术、乳香、没药活血化瘀，白蚤休、黄药子、天花粉散结消肿，细辛、肉桂温散寒凝，樟脑透达皮肤，引药物内注。全方重在促进气血的运行，以达到消除肿块之目的。

【使用方法】将上述药物一起研粉，每次取适量，以红醋调成糊状后，外敷局部。

【使用注意】每次外敷一般不要超过 3 小时，因为若时间过长，会导致局部皮肤瘙痒，破溃，影响后续用药。若已经出现皮肤破溃，应停药，待皮肤转为正常后再用药。切忌一次大剂量使用。

【加减应用】若肿块较大，可以加活血药力量较强之品，如土鳖虫等。

【治疗体会】结肿可见于多个部位，如甲状腺肿大、结节、甲状腺癌、乳腺结节、乳腺增生、局部痰核等多种疾病，通过临床观察，此方均可以应用。另外若单用五倍子研末，以醋调后外敷此病，也有一定作用。从内服用药来说，治疗结肿，尤以痰瘀互结、气滞痰阻证型多见，亦有阴液亏虚、气阴两虚，肝郁火炽等证型。

人体五脏六腑之病常被称为“内病”，而体表经络之病称为“外病”。采用外治法来治疗内病，是一大特色，“内病外治，外病内治，外病外治、内病内治”。外治以内治之理为依据，外治和内治只不过是给药的途径不同。外治法使药物切近皮肤，也同样能将药物透过皮肤直达病变部位。所以外治之理，即内治之理，外治之药，亦即内治之药。外治法作用迅速，简、便、廉、验，容易为患者所接受，本方用外敷药物治疗结肿，是使药物直达病所，且可以防止辨证失误，作用明显。

体表结节采用外用的方法较之内服用药，更直接、更迅速、更快捷，如有些囊肿内服用药效果并不理想，而采用外用的方法效果好。对于结肿，在饮食方面，应尽量少吃刺激性食物，因为容易加重病情。不宜食用发物，中医所说的发物，就是引发和加重疾病的食物。

【病案举例】刘某，女，48 岁。干部。两侧甲状腺肿大，用手触摸有块状物，较硬，约 2cm × 4cm，吞咽时咽部有梗阻感，怀疑为甲状腺癌，经检查为甲状腺冷结节，用上方连续外敷，每晚敷，每次 3 个小时，若皮肤出现痒感，则暂停敷药，应用 1 个月，甲状腺肿块全部消失，吞咽正常，无异物感。后检查局部无肿块。

除湿止带汤

【方源】此方为治疗带下的一首经验方。原方载于《中医膏方治验》第 168 页。

【组成】太子参 15g，茯苓 15g，土茯苓 30g，猪苓 10g，车前子 15g，泽泻 10g，地肤子 15g，薏苡仁 30g，牛膝 15g，山药 20g，白芍 15g，茵陈 15g，陈皮 15g，白术 15g。

【方歌】除湿止带参三苓（茯苓、土茯苓、猪苓），车前泽泻肤苡仁，牛膝山药芍茵陈，陈皮白术用之灵。

【功效】健脾止带，除湿止痒。

【主治】湿热蕴积下焦，带下病经久不愈，带下色黄量多，质稠味腥，阴部瘙痒。

【方解】本方主治脾虚湿盛、湿浊下注带下病证。脾失健运，水湿内停，清气不升致带下经久不愈；脾虚肝郁，湿浊下注，带脉不固致带下色白量多、清稀如涕。治宜补脾益气，除湿止带。方中白术、山药、茯苓、薏苡仁补脾祛湿，使脾气健运，湿浊得消；山药并有固肾止带之功。太子参补中益气，以助补脾之力，白芍柔肝理脾，使肝木条达而脾土自强，土茯苓、猪苓、车前子、泽泻、地肤子、茵陈利湿清热，令湿浊从小便分利。佐以陈皮之理气燥湿，既可使补药补而不滞，又可行气以化湿，牛膝引导诸药下行，使以甘草调理和中，诸药相配，使脾气健旺，肝气条达，清阳得升，湿浊得化，则带下自止。

【使用方法】水煎服，或以上方熬制成膏滋服用。

【使用注意】用药症状缓解后，还需继续一段时间用药，以免复发，力求彻底治愈。

【加减应用】肝经湿热者加龙胆草、黄芩；脾虚湿盛加扁豆、莲子、白果、芡实；阴部瘙痒，加萹蓄；痰湿者宜祛痰燥湿，合二陈汤。

【治疗体会】带下病的主要病因以湿邪为主，肝脾肾功能失常是发病的内在条件，任脉损伤、带脉失约是带下过多的基本病机。临床上以白带、黄带、赤白带多见，若湿热明显，以服用汤剂效果好，若带下日久，则以膏方应用为好。笔者常以完带汤合参苓白术散组方用药。

带下病以湿邪为患，其病缠绵，本方含有参苓白术散方义，诸药配伍，以达除湿止痒、健脾祛湿之功。治疗带下病始终以除湿为主要治法。临证中带下以白带较多见，黄带间有之；赤带与白带相间者偶有之，青带与黑带则极少见。临证时可视其不同病性、病位采取不同的除湿方法。在治疗时，补虚与泻实相结合。无论湿热、湿毒均需配合外用药熏洗、坐浴，使药物直达病所，收效更捷。坐浴时，笔者一般采用经验方苦参止痒汤，可参看本书所载方。

【病案举例】徐某，女，35 岁。白带多 3 年余，色黄，并外阴瘙痒，妇科检查诊为霉菌性阴道炎，未系统治疗。现反复阴痒，带下量多，如豆腐渣样，时有腰酸痛，少腹隐痛，小便涩痛，尿浊如膏，经行加重，月经量少，有血块，暗红，失眠梦多，大便干，体型微胖。患者要求服用膏滋。乃以除湿止带汤加味收膏。太子参 15g，茯苓 15g，土茯苓 30g，猪苓 10g，车前子 15g，泽泻 10g，地肤子 15g，薏苡仁 30g，牛膝 15g，山药 20g，白芍15g，茵陈15g，陈皮15g，白术15g，生山楂15g，益母草15g，阿胶15g。10剂。收膏。并同时使用外用药坐浴，处方：苦参30g，地肤子30g，白鲜皮30g，百部30g，黄精30g，黄连20g，蛇床子30g，芒硝60g，樟脑10g，苦楝皮30g，冰片2g。7剂，每日1剂。内服及外用药后，白带无异常，外用瘙痒消失。

十画

党参增胖汤

【方源】此方为笔者治疗消瘦的一首经验方。原方载于《临床常用中药配伍速查手册》第453页。

【组成】党参20g，枸杞20g，熟地黄15g。

【方歌】党参增胖杞熟地，善治消瘦与乏力，气血阴阳共调补，收膏泡服增重易。

【功效】补益气血，强壮身体。

【主治】身体虚弱，消瘦，体重轻，疲倦乏力。

【方解】治疗体虚瘦弱应以补气为主。以党参增肥，是笔者在多年的临床中发现的，尤其是气虚患者，服用党参具有较为明显的增肥作用，可以单独应用，即将党参泡水饮服，配伍枸杞子后增肥作用更为明显，熟地黄补益阴血，强壮身体，三药同用，增肥效果更好。

【使用方法】以上方药物比例，水泡服，或熬膏后以开水冲服。

【使用注意】若身体肥胖者不宜使用。

【加减应用】若气短乏力加黄芪30g。

【治疗体会】瘦人比较容易诊断，因直观即能看到，由于精、血、津液的亏损，影响人体的正常生命活动，对于老年人来说，也并非“千金难买老来瘦”。那些体重轻、身体瘦的人，其寿命也短。追求纤瘦，以瘦为美是如今崇尚的审美观，但过分瘦弱会对身心健康造成影响，从健康的角度考虑，瘦固然能避开因肥胖带来的疾病，其实体重过轻也给身体带来危害。

增重不等于增肥，因为人体重量来自骨骼、肌肉、脂肪、内脏以及水分，可以合理增加的只有脂肪与肌肉。健康增重其意义应该注重在肌肉上，而脂肪的增加超过一定比例后会对身体产生不良影响，尤其是心血管疾病。所以增肥要注意增加肌肉的重量，才能达到身体健康。在多年的临床实践中，笔者发现党参能增肥，使人长胖，所以凡体瘦之人，党参应为首选。

古方中常用人参补气，现临床多以党参代之，但如果不能承受长胖，则可以太子参代替党参以免长胖。现在人们常说吃中药容易长胖，而主要的药物就是党参，这是笔者通过多年的临床得出的认识。方中熟地黄比较滋腻，一般不宜量大，也不要使用时间过长，以免影响食欲，反而导致后天生化之源受损。《本经·上品》中记载枸杞子具有轻身的作用，根据临床应用来看，若消瘦可以使之增肥，而当肥胖之人使用以后，又能减肥，也就是说，此药具有双重作用。

在治疗体瘦方面，多数情况下应选用具有补益作用的药物，而补益有气血阴阳之分，而要达到增肥，主要应补益气血为主，重在补气，所以选用药物也要从此入手。笔者发现黄芪对此也有双重作用，体瘦者可以长胖，体胖者可以使之瘦，关键是配伍问题，若配党参、熟地黄则会增胖。

【病案举例】肖某，本校学生，男，身高 185cm，体重 46kg。身体消瘦，但平时饮食正常。而根据标准体重＝（身高 −100）×0.9 的计算公式，该生的体重应该达到 76.5kg。一天这位同学来到门诊希望用中药增肥，考虑到学生煎药不方便，乃嘱其用上方中的党参、枸杞不拘量随意泡水饮服，该学生连续服用半个月后居然长了 6kg，连当时在场实习的学生们也感到非常吃惊，笑称比猪长得还快。后继续应用此方，到毕业之时，该学生体重居然超过 65kg，自述肌肉也较以前有力。

健脾膏

【方源】此方为治疗小儿消化功能失调的一首经验方。原方载于《中医膏方治验》第172页。

【组成】太子参15g，白术15g，茯苓15g，扁豆15g，陈皮15g，莲子15g，薏苡仁30g，炒麦芽15g，炒谷芽15g，山药15g，砂仁6g，神曲15g，大枣15g，甘草3g，阿胶15g。

【方歌】健脾膏用参术苓，扁豆陈皮莲苡仁，二芽枣草调脾胃，山药神曲胶砂仁。

【功效】健脾益胃，消食导滞。

【主治】脾胃虚弱，食欲不振，形体消瘦，面色萎黄，肠鸣泄泻，大便时干时稀，精神不振，四肢无力。

【方解】本方主治脾胃虚弱、运化无力所导致的食少纳差等证。运化失司，后天化源不足，故而现形体消瘦，面色萎黄。脾胃功能不佳，故而大便时干时稀，或先干后稀。方中太子参、白术、茯苓、甘草即四君子汤方义，具有补益脾胃、强身的作用；扁豆、陈皮、莲子、薏苡仁、砂仁均为祛湿之品，亦能助运脾胃，还能止泻，用治脾虚泄泻，促进消化；炒麦芽、炒谷芽、神曲消食导滞；山药、大枣补益脾胃，综合调治脾胃，后天之本健全，气血生化无尽，阿胶养血，并以此收膏，便于小儿服用。

【使用方法】熬制膏滋或煎水用，若水煎剂则去掉阿胶。小儿因不耐苦味，以膏滋更好。

【使用注意】服用膏方时要忌生冷、油腻、辛辣、不易消化及有较强刺激的食物，以免妨碍脾胃消化功能，影响膏剂的吸收。服用膏方从小剂量开始，开水烊化服用，使胃肠有个适应过程，也可观察药物的不良反应。小儿调补膏方不主张在疾病的急性期服用，如出现发热、呕吐、腹泻、咽喉疼痛、咳嗽、尿频、尿痛等，应在治愈或基本缓解后再服。如果急于在此期间调补，不但起不到很好的调补作用，反而有闭门留寇之嫌。

【加减应用】若食滞较盛，加炒山楂、鸡内金，消化功能不佳，加莱菔子、木香，疑有虫积者加使君子、槟榔。

【治疗体会】健康小儿不必进补，尤其是婴幼儿，若患慢性病或急性病后体质虚弱者，或生长发育迟缓者，均应以调理，适当补益。小儿的生理特点是脾胃常常不足，而膏方的消化吸收也有赖于脾胃功能的正常运转，因此临床用药更须细心顾护，以调理脾胃为主。若小儿平素一贯体弱多病，身体消瘦，面色苍白或萎黄，或生长发育迟缓，头发稀疏、发黄，则需要用药物干预。

根据小儿脏腑、气血、阴阳以及痰湿、食积、郁热、瘀阻等情况进行组方，用药应温而不燥，凉而不偏，补而不滞，滋而不腻。避免攻伐、耗散、毒烈之品，防止不良反应、毒副作用。用药以平为贵。四季脾旺不受邪，即脾胃功能强的人抵抗力强，不易生病，故在选用调补方法时，应时时照顾脾胃，因为小儿禀赋薄弱，依靠后天填充，使其在发育过程中改善虚损。脾胃健运，心肺自强，精、气、神俱旺，健脾时也不能仅用补脾药物。

小儿脾虚易伴食滞，因此宜加入行气导滞之品。常用的有麦芽、陈皮、扁豆、山药、白术、莱菔子等。采取中药配方要比单纯的滋补品更能照顾全面，并避免单纯滋补造成的不良反应。一般认为存在以下情况的小儿可以适当进补：①脾胃虚弱者，如面黄肌瘦、食欲不振、大便溏泻。②体质虚弱者，如经常感冒、咳嗽、自汗盗汗或生长发育迟缓者。③慢性病的缓解期，可不失时机地进补。小儿使用清膏进补，补药不可太滋腻，本方证是针对脾虚纳少而设，是在参苓白术散的基础上加药组方，全方补中气，健脾胃，渗湿浊，行气滞，使脾气健运，积滞得去。本方香甜可口，小儿也喜服，可达到药补、食补相结合的目的。

【病案举例】骆某，男，1 岁 7 个月，身体消瘦，面色萎黄，无食欲，大便时干时稀，精神整天不振，哭闹不已。投以健脾膏加味：太子参 15g，白术 15g，茯苓 15g，扁豆 15g，陈皮 15g，山药 15g，莲子 15g，砂仁 6g，薏苡仁 30g，炒麦芽 15g，炒谷芽 15g，神曲 15g，大枣 15g，炒山楂 15g，鸡内金 15g，莱菔子 15g，木香 6g，使君子 15g，浮小麦 30g，法夏 15g，阿胶 15g，砂仁 6g，槟榔 6g，甘草 3g。10 剂，以此比例收膏，连服 2 个月，现精神好，与一般小孩食欲、玩耍无异。

益智膏

【方源】此方为治体虚健忘的一首经验方。原方载于《中医膏方治验》第44页。

【组成】龙眼肉15g，当归15g，白芍15g，生晒参15g，丹参20g，竹茹15g，炙远志10g，法半夏15g，甘草10g，陈皮15g，酸枣仁30g，郁金10g，木香6g，柴胡6g，石菖蒲10g，白术15g，茯神20g。

【方歌】益智龙眼归芍参，竹茹远志夏草陈，枣仁颠倒柴菖蒲，善治健忘术茯神。

【功效】补益心脾，强肾益精。

【主治】心悸失眠，健忘多梦，尤宜于因惊恐后夜寐不宁，梦中惊跳怵惕，健忘。

【方解】身体虚弱则宜出现健忘，记忆力差，而失眠多梦也更易健忘。方中生晒参、白术、茯神、甘草益气补虚，含四君子汤意；当归、白芍补血养血，因血虚会导致神不守舍，出现健忘；丹参活血通络，同时也治疗失眠病证，治疗健忘除注重补虚外，要考虑痰浊瘀血窍闭，故用陈皮、半夏、竹茹、远志化痰，柴胡疏肝，木香、郁金配伍含有颠倒木金散方义，行气活血；石菖蒲、远志开窍，酸枣仁安神助眠，龙眼肉补益心血，全方达到补益心脾、强壮身体、安神益智、行气活血、治疗健忘之目的。

【使用方法】以此比例收膏（另加阿胶）。亦可水煎服。

【使用注意】治疗健忘用药时间需要长一些，尤其是虚损病证，应慢慢调理。

【加减应用】产生健忘的原因有多种，若因为血瘀者，可配伍桃红四物汤一起应用；若肾虚者，加补肾强志之品，如制首乌等。

【治疗体会】此方根据心藏神，结合产生健忘的原因有痰浊、瘀血、虚损等特点选取药物。治疗健忘，要使用具有开窍作用之品，尤其是石菖蒲、远志，乃必用，《医学心悟·卷四》之安神定志丸（远志、石菖蒲、茯神、茯苓、朱砂、龙齿、人参）中即含有此二药。健忘以虚证居多，健忘者有时对于已经发生的事情，短时间内却无法回忆起细节。反复进行的日常生活发生变化时，一时也难以适应，丢三落四，即使以前曾经熟练进行的工作，现在重新学习起来也有困难。对同一个人经常重复相同的话，反复提相同的问题，说话时突然忘了说的是什么，记不清某件事情是否做过。治疗健忘需针对病因，防患于未然，或通过调整以减缓症状。对新事物要保持浓厚的兴趣，也是提高记忆力的方法。经常与人交流，可以使大脑精力集中，从而减缓衰老。保持良好情绪有利于脏腑功能协调，使机体的生理代谢处于最佳状态，对提高记忆力颇有裨益。

笔者体会治疗健忘，安神是必须的，选用安神之品时，以植物药更好一些，从药材来看，植物药偏补，矿物药容易伤胃，尤以酸枣仁、远志、石菖蒲配伍应用效果好。五脏失养，气血不足，神不守舍，或热邪、痰浊、水饮扰乱心神，都会影响神志，出现健忘的表现。故治疗应以安神定志、补益脏腑、强壮身体为前提，再结合具体证型，如心脾不足、肾精亏耗、阴虚火旺、瘀痰内阻、肝郁气滞等选加药物。

【病案举例】华某，女，40岁。患者为一名检察官，因主持正义，被案犯家属以硫酸伤害身体皮肤，进行多次手术，现身体极度虚弱，精力不济，遇事健忘，时时感到疲劳，情志不畅，睡眠不佳，舌质淡，苔薄白。乃投以膏方调理。黄芪30g，红景天30g，绞股蓝30g，龙眼肉15g，当归15g，白芍15g，生晒参15g，丹参20g，竹茹15g，炙远志10g，法半夏15g，甘草10g，陈皮15g，酸枣仁30g，郁金10g，木香6g，石菖蒲10g，白术15g，茯神20g，阿胶15g。10剂，收膏。后以此方加减，连续用膏3次后，记忆力明显好转，精力亦旺盛，面色亦呈现正常肤色。

烧烫伤方

【方源】原方载于《中药谚语集成》第142页。10年前，有一病友患腰椎间盘突出，几近瘫痪，由其子（38岁）送诊，经笔者诊治，应用本书中的杜仲强腰汤，又结合推拿，症状很快消除，患者非常感激，乃传一方于笔者，云其儿子3岁时，误将1壶开水弄翻，导致开水从肩至肘深度烫伤，用下药等份研末，外撒，只要流水即撒药粉，结果很快痊愈，未留任何瘢痕，笔者观其子，上肢与正常皮肤并无二样。因方有奇效，录于此，供读者备用。

【组成】地榆炭、寒水石、黄柏、大黄各等量。

【方歌】烧烫伤方地榆炭，大黄柏石各等量，研末外撒频繁用，生肌结痂无痕瘢。

【功效】清热凉血，收敛生肌。

【主治】烧烫伤。

【方解】上方均具有清热解毒、泻火作用，地榆具有很好的收敛作用，为治疗皮肤烧烫伤的要药，《本草纲目·卷三十六·五加》甚至记载“宁得一斤地榆，不用明月宝珠”的说法，大黄清热解毒，乃是治疗烧烫伤的主药，黄柏除清热解毒外，还能燥湿，具有防止水湿渗出的特点。寒水石清热泻火。诸药配伍应用，凉血解毒，生肌止痛。

【使用方法】研末后，外撒药粉于病变部位，均匀覆盖创面，创面愈合后继续用药，直至创面皮肤恢复弹性，继续用药是创面无瘢痕愈合的关键。

【使用注意】要求不断外撒药粉，以促进结痂。

【加减应用】这是一张固定处方，遵原方用药。

【治疗体会】本方用于烧烫伤，利用清热解毒之品，使受损皮肤能够快速修复，减轻瘢痕，提高愈合质量，不植皮，费用少，愈后不留瘢痕。其特点是换药简单，不会感染，因为直接将药粉撒于创面，使创面感染的细菌根本就不能存活，患者疼痛轻，痛苦小，操作简单方便，费用低。

在治疗烧烫伤方面，应用中药应选用清热解毒、凉血止血之品，不用温燥药物。古代医籍文献中认为其病因是热毒内侵所致，水火烫伤、化学烧伤、辐射灼伤等均以清热解毒为主。烧烫伤治疗中存在创面疼痛、进行性坏死、易感染、瘢痕几大难题。中药的特点是方便、价廉，从传统选用的常用中药有大黄、虎杖、紫草、地榆、地耳草等。因受伤后，局部皮肤会不断流水，用中药粉敷创面，不断撒药粉，可以减少皮肤水湿的渗出，达到快速止血、收敛生肌的作用。烫伤发生后，千万不要揉搓，按摩，挤压烫伤的皮肤，应立即将伤处浸在凉水中，这样可以降温，减轻余热损伤，减轻肿胀，达到止痛、防止皮肤起疱的作用。对于轻度烧烫伤，用中药操作方便，成本不高。

【病案举例】陈某某，厨师，因在倒开水时，由于地面滑，结果将1壶接近烧开的水泼倒在双足背上，足背皮肤立即发红，起疱。乃将上方共研粉不断地撒在烫伤部位上，皮肤未受到感染，1周后皮肤逐渐恢复正常。

通淋汤

【方源】此方为治疗尿路结石的一首经验方。原方载于《中医膏方治验》第109页。

【组成】金钱草30g，鸡内金30g，海金沙15g，石韦15g，茅根30g，小蓟15g，枳壳10g，车前子15g，滑石20g，萹蓄10g，延胡索15g，川牛膝15，王不留行15g，冬葵子15，甘草10g。

【方歌】通淋韦膝不留行，滑石茅根蓟三金，枳壳延胡草葵用，消石萹蓄车前灵。

【功效】化石止痛，利湿通淋。

【主治】泌尿道结石，腰部疼痛，小便不畅，或淋漓不尽，或尿有中断，下腹不适。

【方解】淋证若因为结石所致，会出现小便异常，或淋漓不尽，或尿有中断。方中金钱草乃是化石通淋要药，配伍鸡内金、海金沙习称"三金"，善治尿路结石，同用加强作用，石韦、茅根、小蓟利尿通淋，凉血止血，车前子、滑石、萹蓄清热利尿通淋，同用通淋作用加强，延胡索行气活血止痛，防止因结石损伤血络而疼痛，川牛膝、王不留行、冬葵子利尿通淋，三药配伍应用，通淋作用增强，并习用，枳壳具有舒缓疼痛的作用，甘草调和诸药。全方共奏利尿通淋、止痛之功。

【使用方法】水煎服，若结石久久不愈，可以将上述药材熬制成膏剂服用。

【使用注意】治疗尿路结石，应慎用收涩之品。

【加减应用】湿热蕴结加瞿麦；血尿不止加仙鹤草、琥珀、槐花、藕节、生地黄；发热、脓尿者加白花蛇舌草、马齿苋、蒲公英；血瘀气滞加郁金、乌药；脾肾不足加黄芪、白术；疼痛难忍加炮穿山甲、川牛膝。

【治疗体会】泌尿系结石若小的话，患者没有任何感觉，若由于某种诱因，如剧烈运动、劳动、长途乘车等，突然出现一侧腰部剧烈绞痛，血尿或脓尿，排尿困难或尿流中断等，伴有腹胀、恶心、呕吐、程度不同的血尿。部分患者是由体检发现的。

泌尿系结石与年龄、性别、种族、遗传、水质、环境因素、饮食习惯和职业相关。肾结石的患者大多没有症状，除非肾结石从肾脏掉落到输尿管造成输尿管的尿液阻塞。治疗泌尿系结石，既要抓住石淋为下焦湿热蕴结，气滞血瘀，又要注重湿热久留，每致耗伤肾阴或肾阳，应清利湿热，通淋化石，久病则需侧重补肾或攻补兼施。

治疗泌尿系结石，三金（金钱草、鸡内金、海金沙）为必用之品，鸡内金配伍金钱草，一以化石，一以排石，海金砂利窍，三金同用有殊效。笔者同时喜用王不留行、冬葵子、牛膝，此三药配伍应用，通淋作用好，不论新病、久病，实证、虚证或虚实夹杂证均可应用。若疼痛甚，再加穿山甲活血化瘀，通淋涩。在用药方面，除了需要通淋化石外，要加用行气之品，以利于气机流畅，笔者常加枳壳缓解平滑肌的痉挛，同时要用止血药以防结石排动损伤血管导致出血，笔者尤喜大剂量使用白茅根。将鸡内金研粉，每日 30~50g，冲服，或金钱草大剂量泡水饮服，有利于排出体内细小的结石。

【病案举例】陈某，男，56 岁，因腰部不适行拍片检查，提示右肾结石，3cm × 3cm，小便正常，时有右下肢不适，舌质淡，苔薄白，脉沉。医院建议手术治疗，患者家属不同意，希望先以中药保守治疗。乃以经验方通淋汤原方用药。金钱草 30g，鸡内金 30g，海金沙 15g，石韦 15g，茅根 30g，小蓟 15g，枳壳 10g，车前子 15g，滑石 20g，萹蓄 10g，延胡索 15g，川牛膝 15，王不留行 15g，冬葵子 15，甘草 10g。此方连服 28 剂，经拍片检查，肾结石消失，自觉身体感觉良好。

桑螵蛸固精膏

【方源】此方是笔者临床治疗遗精、滑精的一首经验方。原方载于《中医膏方治验》第 103 页。

【组成】桑螵蛸 15g，山茱萸 15g，山药 15g，茯苓 15g，熟地黄 15g，丹皮 10g，泽泻 10g，沙苑子 15g，菟丝子 15g，枸杞子 15g，莲子 15g，五味子 10g，金樱子 10g，覆盆子 10g，莲须 10g，莲子心 10g，鸡内金 20g，芡实 15g。

【方歌】固精膏用桑螵蛸，涩精固原又治腰，六味七子须莲心，内金芡实有疗效。

【功效】补肾固精，收敛真气。

【主治】遗精滑精，小便频数，腰酸腿软，时时汗出，疲倦乏力，以及心神恍惚等。

【方解】遗精滑精尤以脾肾不足有关，治疗应固涩精关为主。方中六味地黄汤（山茱萸、山药、茯苓、熟地黄、丹皮、泽泻）补益肝肾，涩精止遗；七子（沙苑子、菟丝子、枸杞子、莲子、五味子、金樱子、覆盆子）补肾涩精，固本强身，收敛肾气；桑螵蛸、鸡内金涩精止遗，二药配伍作用加强；芡实补益脾肾，涩精止遗；莲须涩精止遗，乃秘涩精气之要药；莲子心清心降火，使心火下降，肾水上腾。全方重在补肾涩精，兼能清心火，固涩精关而止遗。

【使用方法】将上述药物收膏应用，也可水煎服用。

【使用注意】若湿热所致遗精，不宜使用本方。

【加减应用】若遗精频繁，可以再加收敛固涩之煅龙骨、煅牡蛎。若因湿热扰乱精室而遗精，当配伍祛湿之品如萆薢、土茯苓等。

【治疗体会】已婚男子不因性生活而精液自出，或在睡眠中发生，或在清醒时发生遗精，每周 1 次以上；或未婚男子频繁发生精液遗泄，每周 2 次以上，伴有耳鸣、头昏、健忘、失眠、神倦乏力、腰酸膝软等证，并持续 1 个月以上者，即可诊断为遗精。本病应结合脏腑，分虚实而治，实证以清泄为主，虚证以补涩为主，遗精初起，一般以实证多见，日久不愈，可逐渐转变为虚证。亦可出现虚实并见之证。

治疗遗精，主要从肾入手，笔者将金锁固精丸、水陆二仙丹、左归饮诸方合用，以期标本兼顾。临床体会，桑螵蛸、鸡内金乃是固精要药，二药同用增强作用，若由心肾不交发展而来，应适宜加用清心降火之品，若由湿热下注发展而来，应泄热分利，并补益肾精，不宜过早施以固涩，以免留邪为患。

【病案举例】叶某，男，36 岁。自述因少不更事，频繁手淫，婚后出现遗精频繁，进而阳痿，最终导致婚姻破裂。现精神不振，疲倦乏力，腰膝酸软，睡眠不佳，虽独身亦常遗精，与异性接触即早泄，舌质红，苔薄白，脉弱无力。乃以桑螵蛸固精膏加味应用。桑螵蛸 15g，山茱萸 15g，山药 15g，茯苓 15g，熟地黄 15g，丹皮 10g，泽泻 10g，沙苑子 15g，菟丝子 15g，枸杞子 15g，莲子 15g，五味子 10g，金樱子 10g，覆盆子 10g，莲须 10g，莲子心 10g，鸡内金 20g，芡实 15g，红景天 30g，绞股蓝 30g，杜仲 15g，续断 15g，夜交藤 30g，黄芪 30g，淫羊藿 15g，天冬 15g，太子参 15g，龟胶 15g。10 剂，收膏。患者服用膏滋后，感觉精力较前充沛，遗精现象已经少见，睡眠亦改善。

十一画

黄芪止崩汤

【方源】此方为治疗崩漏的验方。原方载于《临床常用中药配伍速查手册》第 463 页。

【组成】黄芪 60g，三七 20g，地榆炭 30g，炙升麻 10g。

【方歌】黄芪止崩贵益气，升麻蜜制在升提，地榆炒炭加三七，固崩止血见效奇。

【功效】补气固崩，升阳止血。

【主治】妇女崩漏。以妇女不在行经期间，阴道突然大量下血，或淋漓下血不断为主要表现的月经病。

【方解】崩漏产生的原因以气虚多见，本方重在补气以摄血。方中黄芪补气升阳，因血随气脱，故以大剂量的黄芪护卫正气，三七乃是止血要药，而止血不留瘀，化瘀不伤正，因出血征象重，故以止血为首务。地榆凉血止血，炙升麻协助黄芪升举作用。全方药物简单，但配伍重在调整机体，增强体质，从而达到止血固崩之效。

【使用方法】上述药物一同煎水饮服。

【使用注意】崩漏病发期间，患者不能剧烈运动，减少食用刺激性食物。

【加减应用】以原方应用。

【治疗体会】崩漏以青春期妇女、更年期妇女多见，是指妇女非周期性子宫出血，其发病急骤，暴下如注，大量出血者为“崩”；病势缓，出血量少，淋漓不绝者为“漏”。崩与漏虽出血情况不同，但在发病过程中两者常互相转化，如崩血量渐少，可能转化为漏，漏势发展又可能变为崩，故临床多以崩漏并称。本病多因血热、气虚、肝肾阴虚、血瘀、气郁等损及冲任，气虚不摄所致。治疗崩漏重升提生新，崩漏虽有寒热虚实之分，但其关键在于升提固脱和祛瘀生新。崩漏之治，首应止血，但不能一味止血。也要防晕厥虚脱，待血少或血止后，可审因论治，亦即急则治其标、缓则治其本的原则。治疗尤应补气以摄血。此方用药比较简单，单刀直入，便于药物更集中发挥作用。

1. 止崩：崩漏来势凶猛，当务之急是止血，而产生出血的原因有多种，笔者认为关键是补气，因气能摄血，同时由于失血过多，气随血脱，所以崩漏也主要是伤气，而黄芪乃是治疗气虚，固护机体的要药，可以大剂量使用。

2. 止崩后调理：崩漏止住之后，就是调理的问题了，其用药方面，切忌滋腻药物，此时止血也不宜太过于收涩，以防留瘀。由于失血的原因，所以用药也不能太寒凉，因为这样会阻碍气血运行。

3. 饮食调理：失血之后，并不能食用大补食物，应选用平和的食物，缓缓进补，循序渐进，方能达到好的治疗效果。

【病案举例】刘某，女，46 岁。半年来每次月经来时，血出如注，达半月之久，西医诊断为腺肌瘤，并建议摘除子宫。患者不愿手术，乃求诊于中医。查患者面色苍白，少气懒言，精神不振，舌质淡，苔薄白，脉沉细无力。乃投以黄芪止崩汤。3 剂后血止，后以此方调整而愈。腺肌瘤西医需要手术治疗，而用中药调理也是有效的。此患者后用中药调月经兼消瘤，腺肌瘤完全消失。

黄芪止汗汤

【方源】本方是治疗汗证的方子。原方载于《中医膏方治验》第 33 页。

【组成】黄芪 30g，白术 15g，防风 10，麻黄根 10g，浮小麦 30g，五味子 10g，桂枝 6g，白芍 15g，生姜 10g，大枣 15g，生

晒参 15g，麦冬 10g，山茱萸 15g，红景天 30g，绞股蓝 30g，酸枣仁 30g，甘草 6g。

【方歌】黄芪止汗桂枝汤，景天生脉绞股蓝，枣皮枣仁玉屏风，麻根浮麦又敛汗。

【功效】培补正气，固表止汗。

【主治】多种汗证，包括自汗、盗汗。

【方解】自汗、盗汗尤以体虚为多见。黄芪止汗汤中含有固表止汗的玉屏风散、桂枝汤、生脉饮方义。玉屏风散（黄芪、白术、防风）扶助正气，固表止汗，桂枝汤（桂枝、白芍、大枣、生姜、甘草）调和营卫，解肌祛风，红景天、绞股蓝益气固本，补虚强身，生脉饮（生晒参、麦冬、五味子）养阴生津，益气敛汗，酸枣仁、山茱萸补益肝肾，收敛止汗。麻黄根、浮小麦固护肌表，乃是止汗要药，浮小麦并需重用。全方并有强壮作用，汗证患者服用以后会感觉精神状况逐渐好转，出汗慢慢减轻，直至痊愈。

【使用方法】以上述药物煎汤或熬成膏剂服用。

【使用注意】使用收涩止汗之品时，不能收涩太过，尤其是夹有湿热者，不可单纯使用收敛之品以防恋邪。

【加减应用】出汗甚者可以选加收敛固涩之品，如龙骨、牡蛎。笔者体会，若遇到患有颈椎病者，虽出汗多也不宜选用具有收敛作用的药物，因收敛之品会加重颈椎病的症状，导致诸如头晕头痛，颈部酸胀。盗汗甚者加地骨皮 10g，还可灵活选用碧桃干、糯稻根。

【治疗体会】汗为五液之一，依据“腠理发泄，汗出溱溱，是谓津”（《灵枢·决气》），汗是津液代谢外现于肌表的产物。《医碥·卷三·杂症·汗》认为：“汗者，水也，肾之所主也。内藏则为液，上升则为津，下降则为尿，外泄则为汗。”可知尿与汗均由津液化生。此外，由于津液与血液均源于脾胃化生的水谷，津液又为血液生成的重要物质，故有津血同源或汗血同源之称。

汗是阴阳二气交互作用的产物，人体内的津液随阳气而布于体表，又通过阳气的蒸腾汽化作用出于腠理而成为汗。汗为心之液，与其他四脏也有密切关系，如肺主气，外合皮毛，卫气宣通，津液随卫气而至体表。卫气护卫体表、司开合，腠理开，玄府通，汗液外泄；腠理闭，玄府不通，则汗不能出。脾胃为后天之本，津液生化之源，脾土健运，则汗液有源。肝主藏血，肝血充足，肝气条达，汗液才能外出。肾为水脏，统主五液，肾精充足，则水有下源，汗液乃充。

汗受机体内、外环境因素的影响，如“天暑衣厚则腠理开，故汗出。”(《灵枢·五癃津液别》)，汗对于保持人体阴阳、寒热、润燥的平衡具有重要作用。汗证虽有多种，但以自汗、盗汗为常见，多是由于阴阳失调、腠理不固而致汗液外泄失常的病证。对伴其他疾病的汗证，在治疗原发疾病的基础上，以中医药论治，亦可明显改善症状。一般来说，汗证以虚者为多，所谓自汗者阳虚、盗汗者阴虚。

汗出异常缘于人体阴阳失衡。风为阳邪，其性疏泄，故风邪犯表，腠理开泄，多有汗出；暑、火均为阳邪，其性炎热，可蒸津外出而见多汗。多汗的表现特点：①头汗，多因上焦邪热或中焦湿热上蒸，或虚阳上浮所致。②心胸汗，多见于思虑过度，暗耗心血者。③半身汗，多因于经络阻闭，气血运行不畅所致。④手足汗，多见于脾胃湿热者。对于多汗的治疗，当在辨证论治治本的基础上，合以敛汗药治标，如麻黄根、浮小麦、糯稻根、煅龙骨、煅牡蛎等。

笔者治疗汗证，比较习用酸枣仁、山茱萸、玉屏风散、麻黄根、浮小麦等，笔者认为山茱萸、酸枣仁配伍应用，止汗作用增强。对于收涩药物，临床比较慎用，因为其容易恋邪，当然也要结合患者具体情况辨证用药。碧桃干乃止汗妙药，可以大剂量应用。

【病案举例】周某，女，60 岁。近一年来经常出虚汗，稍动即有汗出，喝温水也有汗出，且汗臭，纳差，精神一般，时时疲劳，睡眠不佳，体型略偏胖，感觉做事力不从心，舌质淡，苔薄白，脉沉无力。乃投以黄芪止汗汤：黄芪 30g，白术 15g，防风 10g，麻黄根 10g，浮小麦 30g，五味子 10g，桂枝 6g，白芍 15g，生姜 10g，大枣 15g，生晒参 15g，麦冬 10g，山茱萸 15g，红景天 30g，绞股蓝 30g，酸枣仁 30g，甘草 6g。此方连续服用 10 剂，汗已止，精神明显好转，疲劳感消失。

黄芪利水汤

【方源】此方为治疗水肿的一首经验方。原方载于《中医膏方治验》第 88 页。

【组成】黄芪 30g，白术 15g，泽泻 10g，猪苓 6g，茯苓 15g，大腹皮 10g，茯苓皮 15g，生姜皮 10g，桑白皮 15g，陈皮 10g，炙麻黄 6g，玉米须 30g，泽兰 15g，益母草 15g。

【方歌】黄芪利水用四苓，五皮建功疗效奇，再加麻泽益母草，平平和和玉米须。

【功效】补气利水，渗湿消肿。

【主治】水湿内盛导致全身水肿，小便不利，身体疲倦，或水泻。

【方解】本方为四苓散（白术、茯苓、泽泻、猪苓）、五皮（大腹皮、茯苓皮、生姜皮、桑白皮、陈皮）加味组成。方中黄芪、白术补气利水消肿，用于身肿体虚者，泽泻、猪苓、茯苓、大腹皮、茯苓皮、生姜皮、桑白皮、玉米须、泽兰、益母草均为利水消肿之品，利于水湿下排，麻黄开鬼门，洁净府，具发汗作用，利于水湿分消，陈皮行气，诸药配伍，用于水肿肿胀，疲倦乏力等。

【使用方法】水煎服，或收膏服用。

【使用注意】对于水肿初起不提倡用峻猛药，以防药过病所。

若水肿明显者，也不轻易用峻下药，以防伤正。

【加减应用】根据临床表现，若全身浮肿，头面尤剧者，早期可用浮萍，煎水洗浴。尚可以进行加味，若上半身肿甚而喘，可加杏仁、葶苈子肃肺泻水平喘。

【治疗体会】诸湿肿满，皆属于脾，水肿发病与脾失健运有关，其本在肾，其末在肺。人体水液的运行，有赖于气的推动，即有赖于脾气的运化转输，肺气的宣降通调，心气的推动，肾气的蒸化开合。这些脏腑功能正常，则三焦发挥决渎作用，膀胱气化畅行，小便通利，可维持正常的水液代谢。反之，若水湿失运，即会导致水肿。治疗水肿，要“去菀陈莝、开鬼门、洁净府”。张仲景提出：“诸有水者，腰以下肿，当利小便；腰以上肿，当发汗乃愈。”运用了发汗、利小便的两大治法。《证治汇补·卷三·水肿》认为治水肿之法，“宜调中健脾，脾气实，自能升降运行，则水湿自除，此治其本也”。

水肿的治疗原则应分阴阳而治，阳水主要治以发汗、利小便、益肺健脾，水势壅盛则可酌情暂行攻逐，总以祛邪为主。阴水则主要治以益气健脾、益肾补心，兼利小便，酌情化瘀，总以扶正助气化为治。虚实并见者，则攻补兼施。现临床对于水肿分型较为过细，不便于操作，笔者根据多年经验体会，拟定上方。

黄芪为首选的补气药，补气利水消肿作用好，对气虚水湿停聚引起的水肿胀满，重用单味黄芪或配伍均有佳效，配伍白术后作用加强，并有协同作用。若浮肿，因为饮食失调，摄入不足，或脾胃虚弱，失于健运，表现为面色萎黄，倦怠无力，大便或溏，遍体轻度浮肿，晨起头面肿甚，动久坐久下肢肿甚，身肿而小便正常或反多，乃由脾气虚弱，清阳不升，转输无力所致，治宜益气升阳，健脾化湿，可与参苓白术散。笔者体会益母草、泽兰同用，既能利水消肿，同时可以减肥瘦身。

【病案举例】杨某，女，62岁，未明原因水肿半年，小便无疼痛，患有双肾结石、尿道炎，但排除此为诱因，现精神差，腰痛，睡眠可以，纳食一般，夜尿3次，原有糖尿病史，血压135/85mmHg，舌质淡，苔薄白，脉沉。黄芪30g，白术15g，生晒参10g，泽泻10g，茯苓20g，茯苓皮15g，猪苓10g，大腹皮15g，玉米须30g，泽兰15g，益母草15g，桑白皮15g，炙麻黄6g。连服14剂，感觉精神好，水肿减轻，患者嫌煎药麻烦，乃要求膏滋调治。乃以上方加生姜皮10g，陈皮10g，阿胶15g，10剂，收膏。服膏滋后自我感觉良好，再用原方10剂收膏善后。此病例一直未查出致病原因，乃按照中医辨证以气虚水肿治疗，效果渐显。

黄芪降糖膏

【方源】此方为治疗糖尿病的一首经验方。原方载于《中医膏方治验》第64页。

【组成】黄芪30g，阿胶15g，山茱萸15g，生地黄15g，泽泻10g，茯苓15g，丹皮10g，山药30g，苍术15g，玄参15g，鹿角霜10g，黄精15g，枸杞15g，菟丝子15g，乌梅15g，天花粉20g，肉苁蓉、地骨皮10g，淫羊藿（仙灵脾）15g。

【方歌】黄芪降糖胶六味，苍术玄参鹿黄精，枸杞菟梅天花粉，苁蓉地骨仙灵脾。

【功效】补气生津，滋肾降糖。

【主治】糖尿病口干舌燥，疲倦乏力，腰膝酸软，怕冷畏寒。

【方解】黄芪降糖膏补气生津，其中生地黄、山茱萸、牡丹皮、山药、茯苓、泽泻（六味地黄丸方义）用于肾阴亏损，头晕耳鸣，腰膝酸软，骨蒸潮热，盗汗遗精，消渴。玄参、苍术燥润相济，相辅相成，降低血糖，地骨皮降火退热，凉血除蒸，且能降糖。乌梅、黄精、天花粉生津止渴，润燥养阴。鹿角霜、枸杞、菟丝子、肉苁蓉、淫羊藿温肾助阳，益火之源。阿胶补血养阴，收膏时用之更能成膏。

【使用方法】上方可以水煎服，在熬制治疗糖尿病膏滋时应为清膏，不能加糖、蜜收膏，但膏滋较稀。解决办法：①配方中加用容易成膏的药材，如旱莲草、茯苓、芡实等。②将山药或莲子研极细粉状，加入熬制的膏滋中，便于成膏，需要注意的是，山药粉必须极细，否则即会沉淀于容器底部，不能成膏。③加入生晒参粉或西洋参粉、黄芪粉即能成膏。

【使用注意】治疗糖尿病需要长期用药，治疗的效果好与不好，关键在于是否坚持用药，控制症状，延缓其发展，患者要有耐心，才能达到效果。

【加减应用】糖尿病难以治愈，需要坚持用药方能见效，若口干舌燥可以用鲜芦根、鲜茅根直接泡水饮服，若无鲜品，用干品也可；石斛治疗口干有效，可以选用。

【治疗体会】糖尿病的发病原因复杂，也容易被忽视，有的患者直到患上糖尿病之后，才知道其诱因，当患上糖尿病之后，又常常诱发其他多种疾病。糖尿病关键是控制“三多一少”的病证。此病要重视调养。笔者在临床上治疗糖尿病，多采用养阴生津法，结合现在的一些认识，某些药物具有直接的降糖作用可以选用，再根据辨证论治的原则用药。

治疗糖尿病比较棘手，既有阴虚证型，也有阳虚现象，还有阴阳两虚者，从辨证角度来看，要阴中求阳，阳中求阴，故养阴不忘助阳，而温阳亦不忘生津，对于糖尿病在选用生津之品时，不能太过于滋腻，因为容易恋邪，笔者体会应该用一些性质比较平和的药物，如山药、石斛、天花粉等。其用药不能太过于孟浪，也不能操之过急。糖尿病的食物应选用含糖量少、刺激性弱、性质不燥的食物。控制饮食主要是不用温燥、辛辣食物，按照现在的认识主要是慎食高热量的食物。

糖尿病临床常见形体肥胖，面泛油光，大腹便便，脘腹满闷，身重困倦，或眼睑、下肢浮肿，按之凹陷不起，纳呆，口黏腻不渴，或口渴多饮，或口干不欲饮，或睡中流涎，舌质淡白、舌体胖大、边有齿痕，苔白厚腻，脉滑或濡缓等。痰浊中阻证现已成为糖尿病的常见证型之一，气血津液输布无常、壅涩难行，夙湿积聚，变生痰浊。湿浊既成，内伏碍脾，障阻谷精布运，成为诱发高血糖的主要因素。肥人多湿、胖人多虚，湿聚成痰，痰碍气机，气病生痰，气不行津又反过来加重痰浊。痰浊既成，困扰中焦，致脾失布运水谷津液，脾不升清，胃不降浊则成为糖尿病的始动因素、致病机制。痰乃津停湿积聚所化生，气行津化则痰自消，善治痰者，不治痰而治气，气顺则一身之津液亦随气而顺矣。而痰瘀同根相长，阻滞气机，则瘀血继成，且久病多瘀，故痰浊中阻者多从痰论治，常配以活血化瘀之法，协同增效。

【病案举例】陈某，女，45 岁。糖尿病 3 年，现精神不佳，疲倦乏力，情绪不好，睡眠差，平时口干舌燥，纳食一般，大便时干时稀，空腹血糖 6.8mmol/L，餐后血糖 17mmol/L 以上，体形较胖，面色稍暗，睡眠不好，难以入睡，月经量少，行经 3 天，舌质淡，苔薄白。要求服用膏滋。乃以黄芪降糖膏加味应用。黄芪 30g，阿胶 15g，山茱萸 15g，生地黄 15g，泽泻 10g，茯苓 15g，丹皮 10g，山药 30g，苍术 15g，玄参 15g，鹿角霜 10g，黄精 15g，枸杞 15g，菟丝子 15g，乌梅 15g，天花粉 20g，肉苁蓉、地骨皮 10g，淫羊藿 15g，玉米须 30g，生晒参 15g，红景天 30g，绞股蓝 30g，柏子仁 15g，枣仁 30g，夜交藤 30g，合欢皮 15g，扁豆 15g，薏苡仁 30g，当归 15g，冬瓜仁 30g，冬瓜皮 30g，僵蚕 15g，赤芍 10g，百合 20g，荷叶 30g。10 剂。木糖醇收膏，禁糖、蜜。服药后精神明显好转，睡眠亦改善，空腹血糖降至 5.8mmol/L，要求再用原方巩固疗效。

黄精润肤液

【方源】本方为笔者的一首经验方。原方载于《临床常用中药配伍速查手册》第 543 页。

【组成】黄精、熟地黄各等量。

【方歌】黄精润肤配熟地，内服外用均适宜。

【功效】润肤祛燥，止痒杀虫。

【主治】口唇干燥，手足皲裂，手脱皮，手足起水疱，手足出汗，脚裂口等病证。尤以秋冬季节天气干燥者习用为佳。

【方解】方中药仅2味，具有滋阴润燥之功，治疗气阴两伤病证。其性平和，作用缓慢，无大补温燥之弊可能带来的副作用。黄精补气，滋阴，尤其润燥作用为佳，并有杀虫作用，可以外用。熟地黄滋阴补血。二药同用，增强润燥养阴之功。《本草纲目·卷十二》记载黄精具有“下三尸虫”的作用，三尸虫即多种寄生虫，根据此认识，所以也用于手癣、足癣、甲癣等多种癣疾。这是笔者在临床中发现的黄精的一个很特殊的作用。本方组方简单，但滋阴润燥作用好。

【使用方法】若阴虚者，二药配伍于养阴药中。若手足癣，将二药煎液加少许食醋，浸泡局部病变。使用方法是将药物浓煎后略加食醋外搽，外泡。可直接用高度白酒或食醋浸泡后外搽。为使用方便，也可以单用黄精。若用黄精、熟地黄煎水泡手足后，此时不要用毛巾将水湿揩去，而是用生猪油搽患处，直至将水湿擦干，若不用生猪油外搽，效果差。

【使用注意】无特殊注意事项。

【加减应用】若手足癣疾，取其外用时，加苦参等杀虫之品。

【治疗体会】皮肤干燥，最多见于秋季，而有人甚至一年四季均会发生皮肤干燥，手足脱皮，以中药煎水外用可直接作用于病变部位，达到治疗目的。皮肤干燥多由于皮肤缺乏水分令人感觉不适，主要表现为皮肤发紧、个别部位干燥脱皮、洗澡过后全身发痒。并可由年龄增长、睡眠不足、气候变化、疲劳过度、洗澡水过热等诸多因素导致。预防皮肤干燥可以采取多种措施。①保持皮肤清洁：清洁皮肤可以促进皮肤的新陈代谢，增加皮肤的吸收能力，可以预防皮肤疾病，延缓皮肤的衰老，阻止皱纹的产生。秋冬季节洗澡不要太过于频繁。②保持皮肤润泽：手足皮肤干燥者，喝足够多的水，多吃水果，夏季在空调房里要注意保湿。③少吃辛辣之品：辛辣食物容易伤阴，不要用过热的水洗脸。当皮肤干燥、粗糙，防止长时间曝晒。生活中可用鲜黄瓜外搽以保湿，润肤。

【病案举例】杨某，本校学生。经常手脱皮，干燥，痒，无从抓起，用中西药效果均不显，因学生煎药不便，乃嘱其将黄精、熟地黄等量，用开水瓶浸泡后，加少许食用白醋，泡手，每次20~30分钟，泡后用生猪油外搽，嘱其用猪肉皮搽至皮肤水湿消失，连续应用几次后，皮肤即滋润如正常者。

菊花药枕

【方源】本方为针对高血压、失眠患者而设计的外用之方。原方载于《临床常用中药配伍速查手册》第85页。

【组成】桑叶500g，菊花1000g，决明子500g，谷精草500g。

【功效】清肝明目，平降肝阳。

【主治】高血压引起的头痛，头昏，目眩，失眠，情绪不稳，烦躁。阴亏所致的视物昏花，流泪，头痛，脑涨。

【方解】本方采用外治的方法。所谓外治之理，亦内治之理。将菊花等外用，使药物通过皮肤吸收达到治疗的目的。方中菊花、桑叶清肝明目，平降肝阳，用于治疗高血压，决明子清肝明目，也具有降压作用，谷精草作用似于菊花，四药配伍同用，达到清降肝火、降低血压的作用。

【使用方法】先将菊花放容器密闭后置蒸笼蒸2个小时，以蒸死菊花中可能带有的虫卵，取出，晾干，与其余三药一同置于枕头中使用。

【使用注意】当枕头使用一段时间后，需要进行晾晒，以防发霉。诸药也可打粗粉作为枕芯。外以枕套套之。

【加减应用】此方主要针对高血压患者，若失眠，可以加酸枣仁，头疼可以加蔓荆子。

【治疗体会】人们每天大约有 1/3 的时间是在床上度过。枕头是睡眠必不可少的，一个合适的枕头，是确保良好睡眠不可缺少的用具。适宜的枕头有利于全身放松，保护颈部和大脑，促进和改善睡眠，既能使人们得到充分休息、消除疲劳，还能起到保健养生治病之作用。

药枕疗法属中医外治法范畴，枕头是将具有疏通经络、调畅气血、强壮保健等作用的药物装入枕芯，通过药物作用于经络、肌肉、关节，达到防治疾病的作用。药枕疗法历史悠久，用药枕有良好的防病保健的作用，并可以防治多种慢性疾病。《备急千金要方·卷十三·心脏·头面风第八》载有“治头项强，不得顾视方：蒸好大豆一斗，令变色，内囊中枕之。又方，常以九月九日取菊花作枕袋，枕头良。又方，八月后取荆芥铺床，又作枕枕头，立春日去之”。《本草纲目》中载有不少药物可以做枕头。

枕头的选用，过去讲“高枕无忧”，其实从睡觉这个环节来说，这是不对的。睡觉需要枕头，如果枕头没选对，越睡会越累。笔者从事推拿治疗多年，接触过许多颈椎病患者，因为枕头使用不当造成项肌紧张而罹患颈部病变者大有人在。睡觉要选择恰当的枕头，因为枕头选择不当，直接影响人的睡眠。什么样的枕头是合适的呢？枕头太高，无论以什么姿势睡觉，都不能保持颈椎正常的前凸弧度，会加重颈椎负担，可能导致落枕，若出现颈部酸痛、头痛、头晕、耳鸣及失眠等情况，或是睡觉后即感到手麻脚麻，那可能就是枕头太高了。而枕头过低会使头部充血，容易造成眼睑和颜面浮肿，出现打鼾的情况。如果颈部与肩部在一觉醒来后出现酸痛的现象，那就是枕头太低，是不用枕头或枕头太软造成的。现在提倡“低枕无病”，枕头的最佳高度应该是比平躺时略高，10cm 左右为好。同时，枕芯也可以选用中药作为填充物。将菊花等作枕芯可以达到明目、降压作用。可以减轻诸如头痛、头昏、烦躁、易怒等病证。菊花是治疗眩晕的要药。现在所说的高血压、颈椎病、失眠等均可见眩晕症状，就可以选用菊花内服或外用。至于某些广告中宣传用石膏做枕头，其实是错误的。因为石膏乃是大寒之品，当人入睡以后，体内的代谢缓慢，而石膏寒凉会使血行减慢，因寒性凝滞，枕了石膏枕头极有可能患上颈椎病。高枕无忧只适合于心肺功能不全的人，因为高枕可以减轻肺部瘀血。

利用药枕来防治疾病，简单，方便，实用，有效，关键是看配制的药材。临床上利用药枕治疗疾病最多的是高血压、失眠、颈椎病等。菊花药枕主要针对高血压患者使用。选用药物时，不要用辛燥过盛之品，以免对于头部产生太过的刺激，不要选用香气过浓的药材，以免影响脑部血液循环。应用的药材应是比较清淡，即使长期使用也不会造成身体的损害，同时容易生虫的药材尽量少用，或使用之前，对药材进行适当的处理，如菊花应先蒸后晾干。而以菊花做枕头在宋代已经很盛行，如《本草衍义·卷七》云菊花“今多收之作枕”。

用来充当枕芯的药物，通常选用质地轻柔的花、叶、子类药物，不可过硬。如果使用质地较硬的药物，应搭配柔软之品，松软的枕头不但枕起来舒适，而且还可增加头与枕之间的接触面积，使药物充分渗透到头颈部。药枕中的药物也有保质期，在不使用药枕时，为防止有效成分挥发，应当用塑料袋包好。

药枕使用注意事项：①定期翻晒枕芯，定期更换药物。由于中药易吸附人体的汗气，容易发霉，特别在夏季，应经常放在通风处翻晒。但要注意切忌将药枕放在太阳光下曝晒，以免药物气味挥发过快。一般药枕枕芯，有条件者，以2个月更换1次为宜。②使用药枕时间不宜太短。药枕保健不同于内服药物，作用缓慢，一般要连续使用3个月后，效果才会明显，疗效才能巩固稳定。每晚用枕时间不应少于6个小时，时间太短也可影响疗效。

③不要选用太过于香气浓郁的药材，因这样会兴奋大脑，影响睡眠。④药枕与头颈接触的隔层不宜过厚。药枕的枕芯上面不宜垫放更多的东西，以免影响药物作用的发挥。应把药枕直接放在枕巾下面，或垫放较薄的东西。⑤药枕要根据辨证论治的原则选择制作。

【病案举例】笔者在授课时，一学生咨询于笔者，诉其父患有高血压，血压不稳定，舒张压多在 150mmHg 以上，经常头晕，睡眠不佳，求缓解血压之方，笔者乃告知此方，学生反馈，诉用菊花枕头方 3 个月以后，原来经常头痛的病证明显减轻，且睡眠亦有改善，乃嘱其继续用药，药枕用半年后重新换药使用。

银翘愈疮汤

【方源】此方为治疗口疮的一首经验方。原方载于《中医膏方治验》第 183 页。

【组成】金银花 15g，连翘 15g，生地黄 15g，玄参 15g，麦冬 10g，山茱萸 15g，山药 15g，丹皮 10g，茯苓 15g，泽泻 10g，五味子 10g，藿香 10g，佩兰 10g，竹叶 10g，甘草 6g。

【方歌】银翘愈疮用增液，七味都气藿佩集，解毒利湿竹甘草，善治口疮取效宜。

【功效】解毒除湿，清降虚火。

【主治】口舌生疮，反复发作，疮面红肿，灼热疼痛，口臭异味，口渴多饮，不思饮食等。

【方解】口疮分实火、虚火，据此而选用药物。方中金银花、连翘清热解毒，善除口疮热毒，同用加强作用；以都气丸（生地黄、山茱萸、山药、丹皮、茯苓、泽泻、五味子）补肾养阴，清退虚火，兼能收敛，促进溃疡面愈合，以增液汤（生地黄、玄参、麦冬）养阴生津，润燥滋养，以藿香、佩兰芳香化湿，祛除湿浊，散脾胃伏火，以导赤散（生地黄、竹叶、甘草）方义清心降火，诸药配伍，全方共奏清热解毒、润燥养阴之功，以促进口疮愈合。

【使用方法】煎汤服用或熬制成膏滋。

【使用注意】因口疮有自愈现象，服用此方后，病愈后仍坚持用药一段时间，可以减少复发。

【加减应用】脾肾虚损，加制附片15g，肉桂3g，以温补脾肾，引火归原。气虚加黄芪、白术以补中益气，健脾化湿，湿热加黄芩以清热燥湿。

【治疗体会】患口疮者不能正常饮食，甚至吞咽都困难，影响患者的情绪、精神，带来的痛苦显而易见。如果症状轻，初期为局灶性黏膜充血水肿，初起病变处敏感或出现针尖样大小或稍大的充血区，呈粟粒状红点，灼痛明显，继而形成边界清晰的浅表溃疡，圆形或椭圆形。溃疡复发的间隙期从半月至数月不等，溃疡此起彼伏、迁延不愈。若症状重则口疮症状特点是溃疡大而深，愈合后可形成瘢痕或组织缺损。治疗口疮，以消除病因、增强体质、对症治疗为主，应坚持全身治疗和局部治疗相结合。

口疮往往反复发作，或满口糜烂，或色红作痛，可单独发生，也常伴发于其他疾病中。其发病多由风热乘脾、心脾积热、虚火上炎所致，与心脾肾三脏的关系密切，因心开窍于舌，脾开窍于口，肾系舌本，治疗口疮以清热泻火为基本，内治外治相结合，需泄心经郁热，祛湿毒。舌上、舌边溃疡较多，色红疼痛，心烦不安者，多为心火旺，应以降心火为主。以口颊、上腭、齿龈、口角溃疡为主，甚则满口糜烂，多为脾胃火旺，应以降脾胃之火为主。若反复发作，久治不愈，应考虑补肾。藿香、佩兰芳香醒脾，治疗口疮乃常用之品。为促进溃疡面愈合，须加用收敛之品，以收湿敛疮，止血定痛。口疮虽有火热现象，但总是“在体为虚”，一般不用大苦大寒之品直折其火，以免败胃。患口疮者，应保持口腔清洁，保证饮食卫生，多吃新鲜、干净的水果、蔬菜，避免吃粗硬易划伤口腔的食品；避免过食辛辣上火、肥甘厚腻的食物；不要趁热品尝菜肴，以免烫伤口舌。

《本草纲目·卷三十二》吴茱萸条下载："又咽喉口舌生疮者，以茱萸末醋调贴两足心，移夜便愈。其性虽热，而能引热下行，盖亦从治之义。"用吴茱萸研粉，以醋调成糊状，外敷涌泉穴，对于口疮效果尤佳，笔者常将内服方与外用法结合应用有良好效果。

【病案举例】刘某，女，45岁。口腔溃疡多年（表述不清），每于劳累之后即易诱发口疮，口干喜饮，口中异味，身体虚弱，纳食尚可，精神不佳，气短乏力，睡眠梦多，脱发，脱肛，大便干，月经量少，近两月未行，血糖正常，未生育，原有乙肝，舌质淡，苔少。拟养阴生津，清降虚火，兼祛湿热。金银花15g，连翘15g，生地黄15g，玄参15g，麦冬10g，山茱萸15g，山药15g，丹皮10g，茯苓15g，泽泻10g，五味子10g，藿香10g，佩兰10g，竹叶10g，甘草6g，内服。同时用吴茱萸研粉，以醋调成糊状外敷双侧涌泉穴。连续外用10天，内服药控制症状后，改为膏滋巩固疗效。现5年未复发。

麻桂止痛液

【方源】本方是笔者根据临床治疗风湿关节疼痛总结的一首外用方。原方载于《临床常用中药配伍速查手册》第4页。

【组成】麻黄30g，桂枝30g，细辛20g，苏木30g，延胡索30g，刘寄奴30g，威灵仙30g，海桐皮30g，黄精30g，艾叶50g，樟脑10g，冰片2g。

【方歌】麻桂止痛有冰片，艾辛延胡海桐兼，刘寄苏木黄精入，止痛樟脑威灵仙。

【功效】温经止痛，活血通络。

【主治】风湿关节疼痛，肌肉麻木，冷痛。

【方解】本方与六生液的组方原则相似，但六生液所使用的药物全部是毒药，而此方多为无毒药。在使用方面虽作用弱于六生液，但对于皮肤无刺激性。方中麻黄、桂枝、细辛散寒止痛，以祛除体内寒邪，黄精滋阴润燥，防止麻桂辛燥伤阴，苏木、延胡索、刘寄奴活血止痛，促进气血运行，威灵仙、海桐皮活络止痛，艾叶温经止痛，使热气内注，樟脑、冰片透达皮肤，便于药性更好地被体内吸收。全方以止痛为要点。

【使用方法】煎水热敷，浸泡。每次半个小时。此药方的煎液，1 剂药可以连续应用 3~4 天。所用煎液浸泡或热敷后，待下次再将煎液加热后应用。

【使用注意】若皮肤有破损，外泡时间不宜过久。

【加减应用】此方可以加温散寒邪之品，如附子、肉桂、木瓜等。

【治疗体会】此方乃是治疗周身各个关节疼痛、肢体活动不利的外用方。从临床应用来说，其安全，无毒副作用，根据笔者多年的体会，对于足部，膝关节，肩部病变都有效果。一般连续应用，能明显减轻疼痛，使关节活动自如。

将中药直接熏洗患处，使药力从皮到肉，从筋到骨，层层传里，通透肢节，温通经络，能更好地发挥其温经散寒、活血散瘀、消肿止痛、通利关节、松解粘连的功效，共奏气血通畅、经络舒展、肿胀消退之功效。笔者原来治疗此病，方中未加黄精，患者诉用药后出现皮肤干燥，感到不适，后加用黄精后，此弊端即解决了。

对于关节疼痛肿胀，在治疗方面，除可以采用内服方法以外，选用外用之法作用也很明显，特点是药物直接作用于患处，并且可以灵活掌握用药的量，而根据临床用药来看，外敷药物比内服药物作用更快，尤其是热敷的效果好。若外敷药物非毒性者，保证每天敷 1 次，也可以 1 天敷 2 次。要注意的是，不能用热毛巾外敷而不加药物，这样容易导致水湿内浸，加重病情。中药外用药物的优势：①药物直达病所：能迅速减轻症状，有效减缓疾病进程，许多患者早期阶段可能局限于关节疼痛、某部位的疼痛，选择中药外用治疗，能有效地减轻患者痛苦。②减少对胃刺激：药物内服多少都会产生对胃的不良反应，而外用药不会造成对于人体的伤害。尤其是有些毒药若经过消化道吸收，更容易伤胃。③弥补西药不足：西药只是对症处理，有些风湿、寒湿疼痛并无良药，外用中药则可较快达到止痛作用。

【病案举例】张某，女，50岁。自述半年来两膝关节疼痛不已，行走困难，尤其是不能下楼梯，需要用手扶住栏杆才能一步一步挪动下行，若遇阴雨天则疼痛加重。通过西医检查，两膝关节腔积液，建议抽出积液，患者拒绝抽液。现患者两膝部肿胀疼痛，触摸即感疼痛。乃投以麻桂止痛液外敷。用毛巾浸药液热敷，每次半小时，每剂药用4天。5剂。经过20天的外敷，未吃药、理疗，两膝部已经完全恢复正常，西医检查亦未见关节腔有水，达到治愈的效果。

颈椎舒筋汤

【方源】原方载于《临床中药用药鉴别速览》第406页。

【组成】黄芪30g，桑枝30g或桂枝10g，赤芍10g，当归15g，延胡索15g，鸡血藤30g，威灵仙15g，片姜黄10g，羌活10g，葛根15g，天麻15g，三七10g。

【方歌】颈椎舒筋葛三七，羌麻归芍片姜芪，桑枝桂枝辨证用，血藤灵仙延胡齐。

【功效】通经活络，散寒止痛。

【主治】颈椎病，肩周炎所致颈部酸胀，疼痛，肩周部位疼痛，上肢肢体活动不利，手指麻木，头昏脑涨等。

【方解】本方是以黄芪桂枝五物汤为基本方，在此基础上进行加药组成的。方中黄芪补气促进气血运行，桂枝辛温，具有温通经络作用，但因容易损伤阴血，故对于热性体质可以改用桑枝。颈肩部位病变，笔者认为将羌活配伍姜黄以后，作用加强，一般多同时应用，如蠲痹汤中配伍有二药，达到祛风通络止痛的作用。根据李时珍的用药经验，以片姜黄作用更佳。延胡索、当归、鸡血藤、赤芍、三七活血止痛，威灵仙祛风通络其尤善通行经络，葛根善解项背部肌肉疼痛，天麻平抑肝阳，具有降压作用。全方组成以祛风通络、活血化瘀、散寒止痛为原则，善治人体上部病证，尤以颈肩部疼痛为宜。

【使用方法】水煎服。也可以做成膏剂或丸剂应用。

【使用注意】根据古代医家经验，胸膈以上病变应饭前服药，但此方因对胃略有刺激，一般宜饭后服用。

【加减应用】若头痛、血压高加钩藤 15g，睡眠不佳加酸枣仁 30g，首乌藤 15g。颈部不适加通络止痛之品，如路路通、伸筋草等。若做成膏剂，可加阿胶 15g，蜂蜜 20g，按照上方比例配方熬膏。

【治疗体会】颈椎病又称颈椎综合征，主要由于颈椎长期劳损，骨质增生，或椎间盘脱出，韧带增厚，导致一系列功能障碍的临床综合征。

中医有“三十颈，四十腰，五十肩，六十膝”的说法，意思是说，三十岁左右的人容易患颈椎病，四十岁左右的人容易患腰椎病，五十岁左右的人容易患肩关节的病变，而六十岁以后的人容易患膝关节病变。根据现在临床观察，颈椎病的发病年龄有提前趋势。其发病率越来越多，发病年龄越来越小。长期从事电脑工作，或司机、裁缝、玩麻将的人最容易罹患此病。选用中药治疗颈椎病疗效确切，一般应选用具有通经活络、活血化瘀、祛风止痛的药物。

治疗颈椎病，笔者的体会是不可选用收涩之品。多年前，笔者治疗一位尹姓严重颈椎病患者，经过中药，结合手法治疗效果很好，3 年来颈部无任何不适，后因患者白带过多，一妇科医生用了龙骨、牡蛎等收涩之品，第二天即导致颈椎病复发，出现颈部酸胀沉重，恶心呕吐，起床即天旋地转，并且彻夜不眠，痛苦不已。后经笔者采用手法结合中药治疗才得以平复。所以笔者认为对于颈椎病和腰椎病，临床应慎用收涩药，因收涩药能收缩血管，导致血循不畅，诱发和加重病情。笔者体会将羌活、片姜黄同用止痛效果好，颈部疼痛者选用延胡索、三七，头痛用天麻、葛根，颈椎病患者多有睡眠不佳现象，常选用夜交藤、酸枣仁，并重用。对于颈椎病，选药不要太辛燥，以免伤正气。

【病案举例】段某，女，49 岁。自述患颈椎病十多年，经常上肢麻木，头晕，发作时需要静卧，情绪低落，影响睡眠，不能胜任工作，面部黄褐斑明显，拍片示 C_3、C_4、C_5、C_6、C_7 部位椎间盘均有突出，月经无规律，血压 150/90mmHg，舌质淡，苔薄白，脉微弦。以颈椎舒筋汤加味：黄芪 30 克，桑枝 30 克，当归 15 克，川芎 10 克，延胡索 15 克，片姜黄 10 克，羌活 10 克，夜交藤 30 克，天麻 15 克，威灵仙 15 克，葛根 15 克，鸡血藤 30 克，三七 10 克，路路通 30 克，冬瓜仁 30 克。7 剂。二诊：服药后睡眠改善，右上肢麻木减轻，疼痛时轻时重，原来血压高，服药后血压正常。黄芪 30 克，当归 15 克，川芎 10 克，延胡索 15 克，桑枝 30 克，片姜黄 10 克，羌活 10 克，夜交藤 30 克，天麻 10 克，威灵仙 15 克，葛根 15 克，鸡血藤 30 克，三七 10 克，路路通 30 克，冬瓜仁 30 克，伸筋草 30 克。7 剂。三诊：自述所有症状全部消除，身体无不适。再服 7 剂巩固疗效。

十二画

葛花醒酒方

【方源】本方为治疗酒醉的验方。原方载于《方药传心录》第 197 页。

【组成】葛花 20g，枳椇子 15g，砂仁 6g，白豆蔻 6g，泽泻 10g，猪苓 10g，石菖蒲 6g，丁香 3g，香薷 10g，生甘草 10g，薄荷 6g，太子参 10g，佛手 10g。

【方歌】葛花醒酒砂椇蔻，太子泽泻菖佛手，草丁猪薷薄荷入，解酒醒酒不用愁。

【功效】醒酒解醉，化湿利尿。

【主治】酒醉导致的呕吐，腹满不适，神志不清，胡言乱语，狂躁等。

【方解】解酒一般要选用具有芳香化湿、利尿的药物和食物，上方即据此选用药物组方。葛花、枳椇子具有良好的解酒作用，用治酒醉为首选之品，砂仁、白豆蔻、香薷、佛手芳香化湿，和中醒脾，薄荷宣畅气机，猪苓、泽泻利尿渗湿，加速酒毒的排泄，丁香、石菖蒲醒脾祛浊，太子参扶助正气，生甘草调和诸药。全方共助醒酒之功。

【使用方法】将上方的药物按照此比例，一起研末后以水冲服。也可以泡水饮服。每次用药粉 20g 左右即可。若在某种特定场合，需要饮酒时，可以事先取药末适量，将其泡水后饮服，或者在饮酒过程中，边饮酒，边饮此药茶水，会使酒量增加，且无不良反应。

【使用注意】若饮酒中毒太深，需要医院进行救治。

【加减应用】解酒要选用芳香醒脾之品，故可以加用诸如藿香、佩兰、厚朴花等。

【治疗体会】本方选用具有芳香化湿、利尿之品治疗酒毒，以促进排泄，减轻酒毒对于身体的伤害。酒的特点是能温通经脉，散寒止痛，用于寒滞经脉、瘀血内阻所致的跌打损伤，瘀血肿痛，胸痹，冻疮；风寒湿痹，筋脉拘急。能引行药势而引导其他药物到达特定的部位。要注意的是，本方是不得已而用之，切不可用解酒药而去大量饮酒，若以解酒药而去天天饮酒，那是错误的。

一般来说，在选用解酒的药物时，应掌握 3 点：①要选用具有芳香气味之品，因为芳香之药能醒酒，常用的药物如砂仁、白豆蔻、苍术、藿香、佩兰等。②要选用具有生津作用的药物，因为生津之品多具有解酒的作用，如麦冬、玉竹、石斛等。③要选用具有利尿作用的药物，因为利尿有利于酒毒的排泄，如芦根、白茅根、泽泻、竹叶等。李东垣《内外伤辨惑论·卷下·论酒客病》云："夫酒者，大热有毒，气味俱阳，乃无形之物也。若伤之，止当发散，汗出则愈矣，此最妙法也。其次莫如利小便。二者乃上下分消其湿，何酒病之有？"枳椇子、葛花泡水服，效果很好，谚云："枳椇千杯酒不醉，葛花万盅酒能解。"

【病案举例】易某，男，因工作关系，每天均要饮酒，有时一天之中要饮 4~5 次，对于饮酒不堪其苦，但又无奈，乃求于笔者，即投以上方，嘱其平日时时饮之，若饮酒之前则大量饮之，或边饮酒，边饮此药茶水。自述自用此以后，酒量明显增加，且并不容易醉。

葶苈止鼾汤

【方源】此方为治疗鼾症的验方。原方载于《中医膏方治验》第 41 页。

【组成】葶苈子 15g，牛蒡子 15g，半夏 15g，炒白术 15g，茯苓 20g，石菖蒲 15g，焦神曲 30g，竹茹 15g，泽泻 10g，黄芩 10g，苍耳子 10g，辛夷 10g，炒杜仲 15g，丹参 20g，合欢皮 15g。

【方歌】葶苈止鼾苍牛子，苓术芩夏杜辛夷，丹泽竹茹神曲用，合欢菖蒲并入宜。

【功效】祛痰利咽，通窍止鼾。

【主治】多种鼾症。如久治不愈难治性鼾症。也用于慢性肥厚性鼻病、后鼻道阻塞性病变。

【方解】方中葶苈子泻肺除饮，因痰饮停留，滞于咽喉，导致呼吸不畅而现鼾声不已，乃治疗鼾症要药。牛蒡子利咽化痰，善除咽喉不利，半夏燥湿化痰，白术、茯苓健脾祛湿，脾病乃生痰之源，健脾能杜痰之生成，石菖蒲开窍，利于消除咽部痰涎，竹茹祛痰，上述七药均能化痰，因鼾症最大的特征就是以痰为病根。神曲化湿和胃，泽泻降脂，苍耳子、辛夷花宣通鼻窍，黄芩清泻肺热，以利咽喉。因鼾症源于咽部，肾经入咽，杜仲补肾，协助化痰之品利咽，丹参活血，合欢皮安神。全方以祛痰为主，兼顾通肺窍以利咽。

【使用方法】水煎服，每日 1 剂，一日 3 次，饭后半小时服用。

【使用注意】一般无特殊禁忌。此方不适用于外感风寒、风热之邪引起的打鼾。

【加减应用】可以适当应用化痰之品，如陈皮、天南星、旋覆花等。

【治疗体会】打鼾俗称打呼噜，也叫睡眠呼吸暂停综合征，是指睡眠之中的人喉里发出鼾声，其司空见惯，有人甚至把打呼噜看成睡得香的表现。打鼾其实是健康的大敌，久鼾成病，因为打鼾使睡眠呼吸反复暂停，造成大脑、血液缺氧，进而诱发心脑血管疾病。睡眠占生命的 1/3 的时间。打鼾既影响自己的身心健康，同时也妨碍别人睡眠。

笔者遍查古代文献，极少有关治疗鼾症方面的论述，其原因可能是认为打鼾没有必要治疗，或者认为睡眠打鼾是睡得深沉的意思，再就是患者打鼾，并不找医生治疗，以至于古今用中药治疗鼾症者鲜见。笔者根据多年治病体会而总结此张方子。

治疗鼾症应将祛痰放在首位，鼾症的病位在咽喉，主要是痰湿内阻，祛痰乃是最重要之点，要注意宣通鼻窍。治疗鼾症当以祛痰、补肾、通窍、利咽为基本方法。笔者体会葶苈子乃是治疗鼾症的要药，无论何种原因致鼾，视为首选。经过配伍可以应用于各种痰证，痰热、痰湿、痰饮、痰滞所致多种病证均可以使用。神曲可以重用，有时用到 50g。此二药治疗鼾症必不可少。久鼾成病，因为打鼾使睡眠呼吸反复暂停，造成大脑、血液缺氧，进而诱发心脑血管疾病。鼻为咽喉门户，宣通鼻窍乃利于痰涎消除。

【病案举例】欧阳某，男，45 岁，体型较胖，平时身体并无大碍，每入睡即鼾声如雷，并有鼾声时时中间停留之间隙，家人甚是烦恼，既影响他人入睡，也担心就此发生意外，多年来单独睡一房间，否则与之临睡之人则无法入睡。乃投以葶苈止鼾汤，服药 5 剂，即鼾声明显减小，且鼾声并不影响他人入睡，收到明显效果。

疏肝散结汤

【方源】此方为治疗乳腺增生的一首经验方。原方载于《中医膏方治验》第 151 页。

【组成】枳实 10g，大贝母 15g，八月札 15g，僵蚕 15g，当归 15g，延胡索 15g，玫瑰花 15g，生山楂 15g，丝瓜络 30g，橘核 15g，川芎 10g，赤芍 10g，夏枯草 15g，佛手 15g。

【方歌】疏肝散结枳贝札，蚕归延胡玫瑰楂，瓜络橘核芎芍夏，乳腺增生佛手抓。

【功效】疏肝理气，化痰散瘀。

【主治】乳癖（乳腺增生），乳房胀痛，尤以行经前表现明显。亦用于肝气郁结心情不畅，胁肋疼痛，月经不调。

【方解】 此方以疏肝解郁、行气活血为原则立方。方中枳实化痰行气，丝瓜络化痰通络，此痰乃是因气机郁滞所致，故以玫瑰花、佛手疏肝解郁，以杜生痰之源，大贝母、八月札、橘核、夏枯草、僵蚕均散结消肿，尤宜于乳房肿块病证，当归、延胡索、川芎、赤芍、生山楂活血止痛，与行气药配伍则气血并调，全方共奏调理气血、疏肝解郁、散结消肿、疏通经络的作用。

【使用方法】 水煎服或熬制成膏剂服用。

【使用注意】 乳腺增生用药需要耐心，上方以熬制膏滋应用更好，因此病用药周期长，服用膏滋便于坚持。

【加减应用】 若肝郁明显可以加香橼、柴胡等；结节、硬块明显者加蒺藜、石见穿、天花粉、乌药、荔枝核、猫爪草等；疼痛较重者加三棱、莪术等。

【治疗体会】 乳腺增生多见于肝郁气滞和冲任不调者，肝气郁结常见月经先期或行经期乳房肿痛，随喜怒消失，一侧或双侧可扪及大小不等的串珠状结节，肿块多为绿豆大小状，或成粗条索状，质韧不坚硬，按之可动，不与深部组织粘连。常常伴随有胸闷暖气，精神抑郁，心烦易怒，乳房肿块，经前或经期疼痛加重、经行后减轻或消失，经痛不剧，经量少，身倦无力，腰酸肢冷，少腹畏寒，日久失治者，少数可发生癌变。

对于乳腺增生，总的治疗原则是疏肝解郁、活血化瘀、散结止痛。因肝郁气滞，横逆脾土，脾失健运，聚湿成痰，又由于气机阻滞，血行不畅，经隧不利，乳络闭阻，气滞血瘀，凝结成块，导致痰、气、瘀互结而成乳癖，不通则痛。

由于乳腺增生与气滞、血瘀、痰凝有关，应行气疏通为先，同时注意化痰，使痰去而气顺血行。①肝郁则致气滞：妇人多郁善怒，情志变化最显，气结则血亦结，气血不行而成乳癖，故而强调调肝解郁。②痰瘀互结为患：痰浊、瘀血两者既是病因，又为病理产物，瘀血痰结，郁久成积，则成癥瘕。痰瘀互结，毒损乳络而成乳癖，要疏通为先，先去痰浊，后去瘀血；祛痰为主，化瘀为辅，使痰去而气顺血行，故而重视祛痰化瘀。③给邪气以出路：治疗乳腺增生还要给邪气以出路，可以采用驱邪方法，微汗以使邪出肌表，缓泻以使邪出肠腑，淡渗以使邪出溲尿，凉血以使邪出营血。

笔者的体会，八月札（预知子）乃是治疗乳腺增生的要药，其疏肝解郁作用好，散结作用亦佳，如果配合外用药效果更好。现在治疗乳腺增生，很多人忽视了外用药。临床上可以配合外用药，可参看本书所载“结肿外敷散”。

【病案举例】张某，45岁，患双侧乳腺增生5年，有硬结，稍触及即疼痛，多方治疗效果不显，患者情绪低落，时时怀疑恶变，睡眠不佳。乃投以上方疏肝散结汤，配合外用药外敷。连续用药1个月后，增生的乳腺明显减小，疼痛消失，情绪稳定，患者希望用膏方巩固，乃将上述内服药做成清膏善后。

十三画

跟骨疼痛浸泡液

【方源】原方载于《临床中药学解悟》第208页，《中药谚语集成》第68页。

【组成】生川乌30g，生草乌30g，麻黄30g，桂枝30g，苏木30g，延胡索30g，细辛20g，黄精30g，樟脑10g。

【方歌】跟骨疼痛属顽疾，二乌麻桂延胡依，细辛苏木加樟脑，黄精煎水泡足医。

【功效】祛风止痛，散寒通络。

【主治】跟骨疼痛，肢体关节疼痛，肌肉酸痛，麻木，遇寒加重。

【方解】此方根据骨节疼痛的特点，选用具有散寒止痛的药物组成。方中生川乌、生草乌大辛大热，止痛作用尤佳，尤对于寒湿证疗效好，《长沙药解·卷四》谓："乌头温燥下行，其性疏利迅速，开通关腠，驱逐寒湿之力甚捷。"若与细辛同用则增强止痛作用。麻黄、桂枝、细辛辛散温通，散寒通滞，尤其对寒凝经脉之里寒湿证尤妙。苏木，延胡索活血通络，促进气血流通，止痛药中，延胡索乃为要药。樟脑辛香，具有透皮作用，促进药液通过皮肤进入体内，使药物直达病所，从而加强药物作用。凡外用方中需以樟脑透皮入体内，且引行药势之功尤佳。全方合用共奏祛风散寒、通络止痛之功。方中生川乌、生草乌均有大毒，外用不会导致中毒，细辛有不过钱的说法，外用也是绝对安全的。因方中皆为辛燥之品，故加黄精润燥以防伤阴。

【使用方法】将前8味同煎，待煎开后再煎30分钟，倒出煎液，投入樟脑，趁热热敷或热泡，若水凉后再加热，每次浸泡30分钟，每日1~2次，此药液可反复加热应用，夏季可连续用

2~3 天，冬天可连续用 3~4 天。一般在用药后 2~3 剂后症状减轻或消除，且无痛苦，无副作用。

【使用注意】此药液严禁内服，严禁入口、眼。外用时若皮肤有破损，浸泡的时间不宜太长。

【加减应用】若寒湿较重，可以加艾叶 50g，另外还可以选加海桐皮、威灵仙等。

【治疗体会】此方热水浸泡病变部位，其方法简单、方便，尤善治疗跟痛证。跟痛证又称足跟痛，是足跟部周围疼痛疾病的总称。本病好发于中老年人。此病多因劳累过度、肾气不足而引起腰脚痛，进而影响足跟痛，也有单独发病者，临床以体型肥胖的女性多罹患。

足跟部是人体负重的重要部位，足跟下部皮肤是人体中皮肤最厚的部位，皮下脂肪致密发达，以缓冲压力，减轻震动，本病发生的原因一般有 3 种情况。①气滞血瘀：由于气血瘀阻，足跟筋脉失养，经脉不通，从而不荣而痛。②肝肾亏虚：由于年老体衰，正气渐亏，肾虚无以生骨，肝虚无以养筋，筋骨随之退化，足跟筋骨失去濡养而痛。③寒湿凝滞：由于风寒湿邪侵袭，导致机体经脉不通，血行不畅，滞于经脉发于足跟痛。

长寿始于脚，因为脚部的血液循环对全身血液循环有很大影响。中医学对维护双足健康更是有独到的见解，认为人体有四根，即耳根、鼻根、乳根和脚根，其中脚根为精气之根，是四根之本。人上了年纪以后，两条腿的功能就开始衰退，会出现腿脚不灵活，酸痛发软，干瘪无力，步态蹒跚，这是人体衰老的一个明显标志。人进入中年以后，由于心脏的供血能力减退，供应给离心脏最远的小腿和脚部肌肉的氧会减少，又由于脚远离心脏，位置最低，血液流速慢，流量小，热量的供应与养分的供给较身体其他部位差，抵抗寒冷的能力也差，故寒从脚下起，腿脚一冷，全身皆冷，特别是膝关节容易退变，导致下肢活动不便，同时也会加速衰老。谚云：“人老足先衰，人从脚上老；看人老不老，先看手和脚。”

临床上足跟痛常伴有跟骨骨刺形成，但跟骨痛的程度与骨刺程度不成正比，而与骨刺的方向有关，一般骨刺斜向下方则常有疼痛，若骨刺与跟骨平行可无症状。西医所说的跟骨骨骺炎、足底腱膜炎、跟骨滑膜囊炎、跟骨下脂肪垫炎，均属跟骨痛的范畴。临床表现主要为足跟痛，部位局限，有明显的压痛点，多位于足跟部内侧。跟痛证起病缓慢。一般无明显外伤史。局部无红肿。疼痛以晨起下床或久坐起立时足跟不能着地，经缓缓跛行后好转，活动后亦有减轻，但久行久立后疼痛又加重，休息后可缓解，疲劳后症状加重。西医治疗多以局部封闭，但此法极易复发。

保持足部健康的首要方法是加强锻炼，可以按摩脚掌、中药浸泡、理疗、内服中药等。若“要想人不老，天天按摩脚”就是指经常按摩脚部，对一些疾病有预防和治疗作用，有利于身体健康。不少人冬天双脚冰凉，特别怕冷。解决的办法是让脚多活动，晚上睡前用热水洗脚，促进血液循环。如果因身体有病引起脚冷，可在医生的指导下，用中药煎汤泡脚。采用推拿手法治疗效果亦佳。但操作有点麻烦，因有的人患有足癣、脚臭。笔者采用中药浸泡局部，可有效地促进足跟处气血运行，起到祛风除湿、活血止痛的作用，其疗效极佳。

【病案举例】杨某，女，65 岁。本校退休职工家属。两足跟痛，足部不能着地半年余，每当清晨起床时非要先将足部按揉之后，经缓慢轻着地后才能慢慢走路，否则疼痛难忍。受凉加重。足部外观无改变，局部未见红肿，但触摸感到疼痛。乃投以上方煎水外泡，第 1 剂用药浸泡足部 3 天后，再无疼痛，将 3 剂药连续浸泡了 10 天，症状完全消失，行走自如。

腹水消肿散

【方源】本方乃是治疗肝硬化的一首外用方。原方载于《临床常用中药配伍速查手册》第137页。

【组成】甘遂10g，大戟10g，芫花10g，延胡索10g，细辛10g，麝香0.5g，樟脑5g。

【方歌】腹水消肿效堪夸，甘遂大戟与芫花，细辛麝脑延胡索，醋调敷脐利水佳。

【功效】峻下逐水，通利二便。

【主治】肝硬化腹水，肢体浮肿。

【方解】方中甘遂、大戟、芫花具有峻下逐水之功，主治水饮停留在胸胁、腹部的水肿，凡水肿实证，证情重者就可以选用此药。《本草纲目·卷十七》中对于此三药进行了作用的区别，大戟条下云："大戟能泄脏腑之水湿，甘遂能行经隧之水湿。"芫花条下云："芫花、大戟、甘遂之性，逐水泄湿，能直达水饮窠囊隐僻之处。"而从现在临床使用来看，三药的作用基本相似，只是力量的强弱有区别，甘遂作用峻猛，大戟次之，芫花又次。延胡索行气活血化瘀，促进气血运行，细辛、樟脑辛香走窜，麝香透达皮肤，促进药物的吸收，全方共奏利水消肿之功，尤以治疗腹部水肿为佳。若危重之际，仓促之间，难以弄到麝香，可以龙脑香代之，但效果不及麝香作用好。

【使用方法】将上述药物研成细粉，用陈醋调匀，先在肚脐局部用麻油外搽后，将调好的药敷在上面，外面再覆盖一层不透气的胶布或塑料等，以利于药汁渗透入体内。

【使用注意】现用现调，因有大毒，严禁内服。因腹水患者在用药之前，多饮食不佳，腹胀，而用药之后，水肿消退后会思饮食，此时应吃点稀饭之类的食物，这样便于保护脾胃，也利于消化，切忌油腻、硬食，以防伤脾胃。同时因利水后，体虚现象突出，应适当补充其不足。

【加减应用】若瘀滞较重，可以加用活血化瘀之品。

【治疗体会】本方采用外治的方法用治鼓胀病证疗效确切。鼓胀多由于肝脏功能受损后导致腹部水肿，此病预后较差，及时解除腹水对于延长患者的生命意义重大，但由于一般情况下，患者应用内服药物消退腹水很容易损伤正气，同时腹水病证也不便于多饮水，所以通过外用药，既便于用药方便，也便于患者能够接受，同时痛苦也少。

鼓胀属于肝硬化腹水的范畴，其成因复杂，通常由情志抑郁，肝气郁结，气机不利，则血液运行不畅，以致肝之脉络为瘀血所阻滞，致脾失健运，水湿不化，气滞、血瘀交阻，水停腹中，形成鼓胀；或嗜酒过度，饮食不节，气滞血阻，导致水停腹中，而成鼓胀；感染血吸虫又未能及时治疗，虫阻脉络则血瘀，形成鼓胀等。其病程长，缠绵难愈，变化多端，虚实错杂，一般初起气结在经，久必伤血入络，累及肝脾，迁延及肾，三脏功能失调，导致气机郁滞，水湿内停，瘀血阻络，进而形成鼓胀。此病为本虚标实，其治疗以急则治其标、缓则治其本为原则。根本得固而后用攻伐乃不会损伤正气。本方外用，相对而言，较为安全。

治疗鼓胀，要利水消肿，攻邪当以扶正为先，通常要疏肝、健脾、补肾，以促使水精四布，五经并行。鼓胀的形成往往涉及阳不化水和水郁化热等水液代谢方面的问题，健脾化湿法是治疗脾湿证最常规的方法。根据调水在肺、制水在脾、主水在肾的理论，应用茯苓、猪苓、泽泻等利水渗湿之品，使泛滥之水从小便而出。这是“上下分消”之法。所谓上是指肺，即通过宣通上焦水道，从肺除湿；下是指肾，即通过通利小便的方法，从肾除湿。扶正固本，利水而不伤正，活血而不破血，标本兼治，攻补兼施，使气行血行，水道通畅。在选药方面，通常从内服用药来看，一般多要重用黄芪，配伍茯苓、白术以益气健脾除湿，临床可以灵活选用车前子、大腹皮、猪苓等。黄芪能扶助正气，现在认为能保护损伤的肝细胞，使降低的总蛋白及白蛋白增加；白术具有促进蛋白质合成，特别是钠的排泄，具有显著而持久的利尿作用，同时能抗血凝，具有保护肝细胞等作用。鼓胀病程长，病久必瘀，故在治疗过程中要活血化瘀，而化瘀又不能损伤正气，活血药以丹参、当归、郁金、三棱、延胡索、三七、川牛膝等多用。

采用外用药物治疗鼓胀，具有优势：①用药方便：因为将药物直接用于体表，操作简单方便，根据历代的文献看，此法行之有效。②患者易于接受：因为外用药物，患者没有痛苦，不会损伤内脏，所以患者会积极配合用药。③医生容易控制药量，并可以随时增减药物的量。

【病案举例】杨某，女，52 岁。患者既往身体无异常，突然感身体不适，疲倦乏力，食欲极差而收住院治疗。后渐次出现消瘦，腹部水肿，诊断为肝硬化腹水。住院 1 个月，病证逐日加重，又出现吐血，乃因为门静脉高压所致，用西药利水寸功不见，乃告病危。邀余会诊。患者面色黧黑，消瘦骨立，已卧床不起，不能进食。值此病情，若内服药水，无异于促其死亡。乃用腹水消退散外敷。用药之前，嘱其家属先熬好稀粥放温。患者用药约 2 小时候后，腹部即鸣响，欲大便、小便。即坐于便盆上，很快将腹部水湿排空。患者意欲食，乃食稀粥后，安稳睡眠。连续用药 3 天后，病情完全稳定。后以中药进行调理。

十四画以上

僵蚕丰胸汤

【方源】此方是丰胸的一首经验方。原方载于《临床常用中药配伍速查手册》第437页。

【组成】当归15g，川芎10g，鸡血藤30g，僵蚕20g，制首乌15g，葛根15g，橘络15g，刺蒺藜15g，香附10g，沙苑子10g，菟丝子10g，白芷10g，路路通30g。

【方歌】僵蚕丰胸葛归芎，菟芷香附路路通，沙苑首乌血藤入，橘络蒺藜建奇功。

【功效】疏通经络，丰乳疏郁。

【主治】乳房偏小，胸部曲线感不明显，性情乖戾。

【方解】此方选用活血补肾、疏通经络、疏肝解郁之品，加强对于肝肾的作用，促进第二性腺的发育。方中当归、川芎、鸡血藤活血化瘀；橘络、香附、刺蒺藜疏肝解郁；上述六药具有促进气血的运行特点。路路通疏通经络，葛根升清；僵蚕散结止痛，同时亦是美白要药，制首乌、沙苑子、菟丝子补益肾精，配伍僵蚕后达到丰胸之功。全方共奏调整全身机能、促进气血运行，以达到丰乳强身作用。

【使用方法】水煎服。也可以做成膏剂应用。

【使用注意】对于需要丰乳者，用药应选用疏肝、活血、补气之品，尽量不用具有峻补的温补肾阳之品，以免导致阳亢。

【加减应用】可以适宜加用补气药物，一般胸部塌陷者身体多比较虚弱，可以用党参、黄芪之类药物同用。

【治疗体会】僵蚕有营养皮肤和美容作用，能美白靓肤，祛斑，现在认为所含蛋白质有刺激上皮脂腺、调节性激素分泌的作用，具有丰胸的特点。多年前，笔者在治疗本校一患痤疮的女生时，因面部有痘印和色素沉着，需美白而加用了僵蚕，该生服药以后，痤疮治好了，面部变白了，同时述胸部较前丰满，笔者乃仔细推敲方中药物，偶然发现僵蚕具有丰乳作用，后在临床上对年轻女性，多有意加用之，发现不少人服药之后，述胸部较前丰满但并不长胖，乃总结了僵蚕丰胸汤这首方子。僵蚕配伍菟丝子、沙苑子后则作用更好。在治疗此病时要促进气血的运行，疏通经络，故可以应用当归之类的药物。

僵蚕为家蚕的幼虫感染（或人工接种）白僵菌而致死的干燥体，又名白僵蚕，也名天虫，因其色白，具有美白作用，用于面色黯，无光泽，色素沉着。若只需丰胸者，可以将炒僵蚕研末入胶囊吞服。笔者同时也发现，僵蚕还有微弱的安神作用。用僵蚕丰胸，古今医书没有记载。壮阳药可以促进性腺的发育，也可以促进第二性征的发育，但对于用壮阳药来丰胸则需要慎重使用，因为壮阳药若使用过多，必会导致阳亢、上火，随之而来的是破坏身体内部的平衡状态，故此法并不可取。若要采用温阳时，应该选用性质比较平和，既不壮阳，又不伤阴之品。

要达到丰胸作用，在临床上可能会涉及到底是增胖好呢还是减肥好的问题，因为增胖可能就会使胸部丰满，但同时也会导致身体的其他部位长出赘肉，这样对于爱美之人是并不期望的，但减肥又达不到丰胸的作用。对此，笔者认为，在丰胸方面，既不能增肥，也不能减肥。那么到底应该如何用药就有争议。所以选用特定的药物就很必要，笔者则选用僵蚕、菟丝子、沙苑子等。

【病案举例】徐某，本校学生，女，23岁。自述胸部平坦，无曲线感，月经正常，其他并无异常，希望丰胸。乃投以上方：僵蚕20g，葛根15g，当归15g，川芎10g，菟丝子10g，白芷10g，香附10g，路路通30g，沙苑子10g，制首乌15g，鸡血藤30g，橘络15g，刺蒺藜15g。自述服用14剂后胸部开始变化，有局部胀感，感到胸部较前隆起。为巩固疗效，建议以膏滋应用，将上方熬制成膏滋，以龟胶收膏，服用1个月后，自述胸部较以前增大。

薏苡仁消痤汤

【方源】本方是治疗痤疮的一首经验方。原方载于《中医食疗学》第41页,《方药传心录》第219页。

【组成】薏苡仁30g,板蓝根10g,香附10g,木贼10g,桑叶15g,菊花15g,荆芥10g,防风10g,牡丹皮10g,赤芍10g,金银花15g,连翘15g。

【方歌】薏苡消痤桑菊香,荆防银翘赤芍丹,木贼联合板蓝根,痤疮暗斑一起端。

【功效】消疮止痒,祛痤解毒。

【主治】痤疮,扁平疣,蝴蝶斑,面部疖肿等。

【方解】本方薏苡仁、板蓝根、香附、木贼四药配伍,具有消除暗斑、美容的作用,同时具有抗病毒作用,桑菊饮中的桑叶、菊花祛风明目,荆防败毒散中的荆芥、防风的表散特点以促进疮疡消散,犀角地黄汤中的牡丹皮、赤芍清热凉血,银翘散中的金银花、连翘清热解毒。全方具有清热解毒、凉血祛风的作用,以祛疮消痤。诸药配伍,无论寒热虚实病证,均可应用。本方也可以治疗蝴蝶斑、面色晦暗等。

【使用方法】水煎服。也可以做成丸剂或膏剂内服。

【使用注意】此方在使用时,有时可能解毒作用稍轻,可在此方中加大解毒药剂量,或者另加清热解毒之品。

【加减应用】根据临床应用来看,风热甚一般常加刺蒺藜15g,牛蒡子15g;面部有脓点,热毒较重,加皂角刺6g,紫花地丁20g,蒲公英20g,白蚤休15g。若面黑可以加用美白的药物,一般在命名上带有"白"字的药物多能美白,如白茯苓、白术、白芷、白及、白附子、白蒺藜、白僵蚕、白扁豆、白鲜皮、白茅根、白果、白蔹、白丑、白前、白芍药、桑白皮、柏子仁、百合等，这些药可以灵活选用。一些颜色为白色的药材也具有美白的作用，如天花粉、葛根、冬瓜仁、杏仁、薏苡仁、莲子、芡实、贝母、山药、桃仁、玉竹、瓜蒌仁等，此外还有茵陈蒿、木香、甘松、核桃仁、菟丝子等，这些均可以灵活加用。

【治疗体会】痤疮好发于青春期的男女，与内分泌失调有关，中医认为大多为热毒所致。故立法亦以此组方。此方也可以治疗湿疹。其药物平淡，作用看似平和，有四两拨千斤的特点。若面黑可以加用美白的药物。

治疗痤疮以清热解毒为主，传统选用五味消毒饮加味，笔者认为不能太过于苦寒，若痤疮初起，应适当应用荆芥、防风这些表散之品，这样便于热毒外泄，为防止因痤疮留下色素沉着，加用活血凉血之药，如丹皮、赤芍、凌霄花、紫草等。上方即立法如此。

笔者对于痤疮的治疗，在经验尚不足的情况下，多喜用升麻，一般用药量为6g，取“火郁发之”，但从临床实践用药来看，效果不佳。其不佳的原因，与多方面因素有关。①升麻升举力量太强，导致面部痤疮更为明显。②与用药剂量有关，选用升麻清热解毒，其量应限制在6g以下，若配药、配方不严，升麻剂量偏大，会导致痤疮的临床表现加重，故笔者后来不用升麻，而改用皂角刺，一般用6g，症状特别明显者用10g，不要太大量，用此药不要超过1周，在短期内（一般1周以内）面部症状加重，但很快消失，随之痤疮明显好转，若不用皂角刺，痊愈较慢。皂角刺透散作用强，但由于方中一般同时配伍清热解毒之品，故既有透散的特点，又不至于脓液扩散，较升麻效果要好。痤疮愈后，常留下色素沉着，影响美观，在后期的治疗过程中要加用美白药物。笔者认为从美白方面来看，刺蒺藜、冬瓜仁、天花粉、白蚤休作用很好，冬瓜仁可以大剂量使用，一般应在30g以上。应用活血药也有利于色素沉着消散，故可以适当选用，如当归、紫草、凌霄花等。笔者临床体会紫草、凌霄花配伍应用消除色素沉着作用好。

【病案举例】胡某，女，23岁，本校学生。自述从高中时起脸上开始长痤疮，有脓点，以后逐渐增多，现满脸均是，并不断冒出脓点，疼痛，有瘙痒感，尤其是当月经来潮之前，脓点更盛，当脓破后，留下很深的色素沉着，曾用西药和内服中药未见好转，舌质偏红，时有口干现象，但并不明显，脉缓。乃投以薏苡仁消痤汤，其间对处方稍有加减，连续应用1月后，患者面部痤疮明显好转，因痤疮消退后面部颜色较暗，乃与本书之八白膏配伍一起应用，面部逐渐转白，未有留下色素沉着。

蠲痹祛风汤

【方源】此方为治疗风湿痹痛的一首经验方。原方载于《中医膏方治验》第121页。

【组成】当归15g，赤芍10g，川芎10g，羌活10g，独活10g，延胡索15g，黄芪30g，防风10g，姜黄10g，威灵仙15g，徐长卿15g，三七10g。

【方歌】蠲痹祛风归芍芎，羌独延胡芪防风，姜黄灵仙徐长卿，三七止痛妙无穷。

【功效】祛风通络，活血止痛。

【主治】风湿痹痛，关节疼痛，肢体活动不利，身体烦痛，腰膝沉重，举动艰难。

【方解】此方为笔者临床上治疗风湿痹痛的一首经验方。方中当归、赤芍、川芎含有四物汤方义，活血养血，祛风止痛，羌活、独活、防风、姜黄、威灵仙均能祛风止痛，同时应用，对于全身风湿痹痛均有良好作用，且配伍使用作用加强，延胡索、徐长卿、三七是笔者临床经验配方，凡身体疼痛，尤其是风湿病证，笔者常将三药同用，具有加强止痛的作用，黄芪补气，促进气血运行，为治疗风湿痹痛病证常药。全方可用于身体各个部位风湿痹痛。

【使用方法】水煎服，或熬制成膏滋服用。

【使用注意】此方祛风药较多，宜饭后服用。若做成膏滋服用更好，因风湿痹痛病期长，服用膏滋便于坚持，且疗效较煎剂效果好。

【加减应用】风湿痹痛以上肢病变为主者，选加桑枝、桂枝，偏寒用桂枝，偏热用桑肢，且桑枝剂量要大；疼痛以下肢病变为主者，选加牛膝、穿山龙；风湿伴随有痒感者加海桐皮、海风藤；湿重加薏苡仁；阳虚加淫羊藿、巴戟天；经络不通加鸡血藤、路路通；腰痛加杜仲、续断。若风湿日久，疼痛较甚则加用蜈蚣。穿山龙在止痛方面作用较好，可以灵活选加。

【治疗体会】风湿痹证临床以肢体疼痛、酸楚肿胀、重着麻木、关节变形、活动障碍、骨质增生、屈伸不利为主要症状表现。一般发病比较缓慢，部分患者开始可有发热、汗出、口渴、咽痛、全身不适等症状，继之出现关节疼痛症状。

对于痹证，首先应辨清风寒湿痹、热痹、顽痹的不同，分清风、寒、湿、热邪气的偏胜，是治疗的关键，采用祛风、散寒、除湿，或清热、舒经通络是治疗痹证的基本原则，后期还常配伍益气养血，滋补肝肾，以扶助正气，有痰浊瘀血阻滞者，需结合豁痰祛瘀。

风湿病证应分清痹证类型，上方以治疗风寒湿痹为主，若热痹一证，风湿热邪壅于经络关节，致气血郁滞不通，以关节疼痛、灼热红肿等为特征，理论上讲，应选用清热通络之品，通过多年的临床，笔者体会，治疗热痹证也不宜轻易选用清热药，还必须加用祛寒之品。痹证日久不愈，反复发作，易于出现痰瘀阻络，强直畸形、屈伸不利，常常加用蜈蚣作用好。对于风寒湿痹之疼痛剧者，选用附子、制川乌等散寒除湿、温经止痛作用较强的药物，应由小剂量开始，逐渐增加，时时观察，以减少毒性对人体的伤害。对于虫类药如全蝎、蜈蚣、白花蛇、乌梢蛇，笔者体会以蜈蚣作用最好，止痛作用最强。若伴见肌肉萎缩者，重用生黄芪、生白术。若顽痹因久病多虚、久病多瘀、久病及肾之特点，宜加用益肾壮骨之品，如鹿茸、肉苁蓉等。

风湿疼痛分为风痛、寒痛、湿痛、热痛、瘀痛五种。风痛者以祛风通络为主，常用药如防风、羌活等，症情严重者可以选加乌梢蛇、白花蛇、蜈蚣等。寒痛者要散寒，可选用附子、细辛、淫羊藿等辛温之品，此类药善于温经散寒、宣通痹闭。湿痛者当健脾化湿，参用温阳之品，湿去络通，其痛自已，可以选用苍术、淫羊藿等。热痛者需在祛寒的基础上加用清热之品，热痛者笔者体会不宜单独使用清热之品，否则达不到治疗效果。瘀痛者多为顽痹，关节肿痛，功能障碍，宜透骨搜络，首选蜈蚣。

【病案举例】徐某，男，57 岁。颈、腰部疼痛 5 年，酸胀，上肢麻，下肢无力，C_4、C_5、C_6 部位肌紧张，臂丛牵拉试验右阳性，左阴性，扣顶试验阴性，上肢皮肤紧、肿胀，双手不能握拳、无力，腰酸背痛，遇阴雨天疼痛加重，怕冷，肌肉萎缩。经多家医院诊断为强直性脊柱炎、颈椎病。舌质淡，苔薄白，脉沉。考虑为外地患者，乃以蠲痹祛风汤加味：当归 15g，赤芍 10g，川芎 10g，羌活 10g，独活 10g，延胡索 15g，黄芪 30g，防风 10g，姜黄 10g，威灵仙 15g，徐长卿 15g，三七 10g，桂枝 10g，桑枝 30g，丹参 15g，红花 10g，桃仁 10g，路路通 30g，杜仲 15g，续断 15g，丹皮 10g，甲珠 10g，五加皮 15g。10 剂，水泛丸，每日 3 次，每次 8g。此丸剂服完之后，关节疼痛明显好转，肌肉萎缩现象恢复，精神、气色转佳，因外地就诊不便，又以原方做丸剂两次，述用药以后，再无关节疼痛，无冷感，全身多种不适症状消失。